中国医学科学院健康科普研究中心推荐读物
国家卫计委临床医生科普项目

百科名医系列丛书

专家解读：癌细胞从何而来？

章静波　著

U0255466

中国协和医科大学出版社

图书在版编目（CIP）数据

专家解读：癌细胞从何而来？／章静波著. —北京：中国协和医科大学
出版社，2014.8

（百科名医系列丛书）

ISBN 978-7-5679-0078-3

Ⅰ. ①专… Ⅱ. ①章… Ⅲ. ①人体-癌细胞-研究 Ⅳ. ①R73

中国版本图书馆 CIP 数据核字（2014）第 071605 号

百科名医系列丛书

专家解读：癌细胞从何而来？

作　者：章静波
责任编辑：韩桂芬

出版发行　中国协和医科大学出版社
　　　　　（北京东单三条九号　邮编 100730　电话 65260431）
网　址：www. pumcp. com
经　销：新华书店总店北京发行所
印　刷：北京朝阳印刷厂有限责任公司

开　本：700×1000　1/16 开
印　张：6.25
字　数：75 千字
版　次：2015 年 9 月第 1 版
印　次：2018 年 1 月第 4 次印刷
定　价：16.00 元

ISBN 978-7-5679-0078-3

前　言

　　癌症是一类多发病和常见病。据世界卫生组织（WHO）资料，20世纪末年，即 2000 年，全球癌症死亡人数达 700 万，占发展中国家总死亡人数的 9%，占发达国家总死亡人数的 21%，在我国则为总死亡人数的 19%。预期到 21 世纪的 2020 年，全球新发生的癌症病例高达 2000 万，死亡人数将超过 1200 万。到 2030 年，全球将出现 2700 万个新增病例，癌症患者总计将突破 7500 万，其中死亡人数将高达 1700 万 *。同样，根据我国肿瘤登记中心发布的《2012 中国肿瘤登记年报》，我国每年新发病例约为 312 万例，平均每天 8550 例，也就是说每分钟就有 6 人确诊为癌症，死亡率为 180.54/10 万。我国居民因癌症死亡的几率是 13%，即每 7~8 人中就有 1 人因癌症而离世。届时，癌症将可能成为人类的第一杀手。"癌症猛于虎矣"的说法虽然有些夸张，却也反映出癌症的凶险。因此，有效防治癌症是当前人类健康事业的首要任务之一。诚然，要防治癌症，首先必须认识癌症。只有人类彻底揭示癌症的本质、发生的原因、形成的过程、癌细胞的生物学行为，以及癌症的"软肋"，方能克敌制胜，将癌症这个人类恶魔从地球上驱逐出去。

　　但是，癌症是一类颇为复杂的疾病，它的发生、发展与最终的转归涉及机体与癌细胞相互作用的一系列事件。不幸的是，迄今人们对这些事件仍然知之甚少。毫无疑问的是，这些错综复杂、千头万绪的事件无不发生于人体以及形成癌瘤的基本单位——细胞之中。因此，要想揭秘癌症，甚至最终战胜癌症，无疑应从癌症发生的"源头"，即细胞着手，这就印证了

---

* 国际癌症研究机构（IARC）2014 年 2 月 3 日报告的数字为：到 2030 年，新增病例将增加 50%，达到每年 2160 万人，每年死于癌症的人数约 1300 万。

80多年前著名细胞生物学家与细胞遗传学家威尔逊（E. B. Wilson）的至理名言："每一个生物学的关键问题最终必须在细胞中去寻求"。

因此，本小册子以细胞为主线，从介绍人体结构与功能的基本单位——细胞着手，解析它们的组成、生物学特性，其中包括它们的生长、发育、增殖、突变与死亡等规律。正是细胞的这些事件及演化，才形成了我们人体以及维持着机体的正常运行。不幸的是，人的一生中会遭到无数次的、众多的致癌因子的攻击，一旦机体及它的"臣民"——细胞招架不住，便有可能发生癌症。所以本小册子接着叙述了癌细胞的由来、性质、行为，同时也从癌细胞的"软肋"着手，介绍癌症的治疗以及癌症研究诸方面的最新信息。然而，我们并未试图全面介绍癌症的预防与治疗，这主要是健康医师和临床医生的工作。我们只试图将癌症的基础知识介绍给读者。同时我们也力图将正确的、"规范的"对癌症的科学思维方式介绍给读者。我们相信，有了这些基础知识以及科学的思维才不致于觉得癌症很神秘、癌症很可怕以及癌症防不胜防，摒弃癌症的"不可知论"和"不可治论"，至少可以知道科学家们是如何研究癌症以及与其作斗争的。

其实，专家们早就告诉我们，据目前对癌症的了解，三分之一的癌症是可以预防的，三分之一的癌症通过早诊早治是可以治愈的，三分之一的癌症患者通过治疗可以减轻痛苦，延长寿命。但是，真正要落实这三个三分之一，前提是对癌症的真实了解。本小册子旨在揭示癌症，或者说是全面了解癌细胞的本质。只要我们识破癌细胞的"庐山真面目"，或许能取得比这三分之一更好的效果，甚至根本不让癌细胞在你身体中出现。所以，希冀您能从本小册子中获益。

最后，需强调的是，癌的发生是一个十分复杂的过程，肿瘤生物学是一门至今仍未能透彻阐明癌症方方面面性质的学科。因此，在本小册子中若有叙述不当、不够全面、甚至错误之处，还望读者，尤其是肿瘤研究专家和医生们指正，作者将不胜感激。

章静波

2014 年 4 月 15 日

目　录

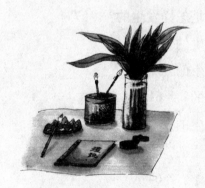

什么是细胞？

细胞是世界上所有生物（包括动物、植物、微生物以及我们人类）的基本结构和功能单位，也就是说我们地球上所有有生命的个体（生命体），大至鲸和大象，小至蚂蚁和细菌都是由细胞组成的。无疑，大象等是由无数细胞所组成的，所以像大象这样的生命体被称为多细胞生物，而细菌、疟原虫、阿米巴（变形虫）、草履虫等只由一个细胞构成，因此称之为单细胞生物。

我们成人的身体大约由 $2×10^{14}$ 个细胞组成，新生婴儿身体则大约只有 $2×10^{12}$ 个细胞。成人大脑约有 10^{12} 个细胞。当然，这只是平均数。可以想象，大个子的身体有更多的细胞，因为无论大个子、小个子，甚至婴儿，他们的细胞大小是相同的。

细胞通过分裂而增殖。由相同的细胞和有关的组成成分，即细胞间质，形成的结构称为组织，如肌肉、骨骼等；由多种组织构成，能行使一定功能的结构单位，这就是器官，如胃、肠、心脏、肾等。再由相关的多种器官组合形成一个系统，它们整体地协调运作，完成一种或多种功能，如由口腔、咽、食管、胃、小肠、大肠、肝、胰等组合形成消化系统，它们的协调工作可完成食物的消化和吸收功能。

由上可知，细胞是我们人体各种功能以及行为"演义"的基础。细胞的正常与否关系到我们机体的生命运作是否正常。

细胞的基本结构是怎样的？

细胞虽小，但"五脏六腑"一应俱全，宛如一个小王国。其中有一个"核心"结构，即细胞核，是遗传信息储存、复制和转录的主要场所。细胞核的外围为透明的黏液样基质以及网状结构，称为细胞质。在细胞质中还分布着各种更小的具有特定功能的结构，称为细胞器，如线粒体、高尔基体、溶酶体、叶绿体等。细胞的最外层呈膜性结构的称为细胞膜，它将细胞与周围环境隔离开。于是每个细胞都可以独立行使自己的"职能"。

 人体细胞有多少种？它们的大小、形状和行为有哪些不同？

按照细胞的形态和功能，人体内大约有 200 多种不同类型的细胞，如圆盘形的红细胞、方形的肝细胞、蝌蚪状的精子等等。若依据它们发育与分化程度，又可细分为 600 多种，如从造血干细胞到成熟红细胞之间，至少有 9 个不同阶段的细胞。

世界上最大的细胞是鸵鸟蛋，直径约 12 厘米，重可达 1000 克。但有人说世界上最大的细胞是恐龙蛋，不过那是化石，谁也没有见过活的（有生命的）恐龙蛋。最小的细胞是支原体，一种医生们常简称为 PPLO（拟胸膜肺炎病原体）的支原体，直径只有 0.1 微米，大小约为一般细菌的 1/10。人体中最大的细胞是卵细胞，或称卵子，直径可达 80 微米，是唯一肉眼可看见的细胞（但视力要好）。最小的细胞是血小板，大小只有 2~4 微米。神经细胞（又称神经元），它伸出的一种突起称为轴突（又称神经纤维），长可达 1 米多，是人体中最长的细胞。人体中能游动的细胞是精子，形如蝌蚪，全长 60 微米。其游动的速度可达 60 微米/秒，即 3.6 毫米/分，比起它自身大小，可谓"神行太保"。此外，精子也是成熟男性体内数量最多的细胞，几乎每天都可产生 3 亿个，一次射精有 2 亿~6 亿个精子。它们在女性阴道内可存活 2~3 天，8~16 小时可到达输卵管受精地点，这样足以保证与卵子相遇而受精。此外，白细胞（俗称为白血球）也可以像阿米巴那样游走，并可吞噬细菌等异物。有的细胞是有颜色的，如红细胞，俗称红血球，是红色的，因此，我们人体的血液也是红色的。皮肤色素细胞是呈棕色或黑色的。各种皮肤颜色不同，主要在于其皮肤表皮中黑色素含量不一。白人表皮细胞含色素颗粒少，黑人表皮细胞含色素颗粒多。若皮肤局部有黑色素细胞的聚集，则可形成黑痣。婴儿臀部的灰蓝色胎斑是因为在其真皮中散在有较多的黑色素细胞之故。无疑，人体中最胖的细胞非脂肪细胞莫属，它们多呈圆形或卵圆形，瘦小时直径也有 25 微米左右，胖起来直径可达 200 微米，此时它们大腹便便，细胞质中充满脂肪，可将细胞核推向一边，挤成长条形。可以想象胖人体内的脂肪细胞是又多又大的。

4　细胞是怎样繁殖的？

我们在前面说过，新生儿身体大约只有 2×10^{12} 个细胞，到了成年人，平均可达 $2×10^{14}$ 个细胞。但细胞的体积并不因年龄增长而增大。因此从一个受精卵开始，到新生儿，再到成人，细胞是要经过繁殖的，细胞数不断增多，人体从而不断长大。

人体细胞的繁殖是通过细胞分裂而实现的，即一个细胞（我们称之为母细胞）通过收缩的方式将它所有的组成成分平均分配到两个新形成的细胞（我们称之为子细胞）中，这种分裂方式称为有丝分裂。科学家们估计，正常人一生大约有 10^{16} 次细胞分裂。由于两个子细胞均接受了母细胞所有的组成成分，尤其是遗传物质，因此子细胞的性质不但与母细胞一致，而且两个子细胞的性质也完全相同。因此，尽管细胞分裂次数很多，仍能确保机体结构、功能的一致性。

5　细胞会衰老和死亡吗？

无论是单细胞生物（如草履虫），或是构成多细胞生物的单个细胞，都是生命的基本单位，它们都遵循生命体的基本规律，也就是均要经历繁殖、活动、衰老和死亡过程。因此人体的细胞也会逐渐衰老和死亡的。细胞衰老的最主要表现是细胞内水分减少，同时体积变小，失去正常形态。细胞内部还会有代谢产物的积聚，此时它们对环境变化的适应能力降低。最明显的例子是，当皮肤细胞衰老时，由于水分减少，它们不仅失去光泽、干燥，同时细胞内还会出现老年色素、脂褐质等代谢产物，细胞的颜色也会变深。

细胞既然会衰老，当然也就会死亡。当前科学家认为，人体细胞的死亡主要存在着两种形式。一种称之为坏死，是由于某些外界因素，如烧伤、电击等物理因素，化学物质和生物因子作用以及局部缺血所造成的细胞死亡。这种死亡往往是急性的，是非正常与非生理性的，所以属于病理性死亡。另一种死亡形式称为细胞凋亡，这种细胞死亡是生理性的，也就是说属于正常死亡。机体为了保证生长、发育、活动的顺利进行，保持其生命活力以及对内外环境变化的适应能力，细胞必须保持一定的数量。因此它们中的部分细胞宛如花瓣和树叶的自然凋零与脱落，到时便自然死去。而且这种死亡是由细胞内部自身基因程序调控的。因此，科学家们称细胞凋亡为程序性细胞死亡。此时细胞发生皱缩，细胞液变稠，染色质凝集，细胞核膜破裂，包绕细胞器的结构形成了一种称为凋亡小体的结构。最终这些死亡的细胞及其分解产物被周围相邻的细胞或巨噬细胞所吞噬。2002 年，西德尼·布伦纳、罗伯特·霍维茨和约翰·苏尔斯顿因发现器官发育和程序性细胞死亡及其基因调控而共享诺贝尔生理学/医学奖。

6　什么是癌细胞？

在前面我们说过，细胞是通过分裂而增殖的。细胞为什么要增殖呢？因为对一个发育中的个体来说，它需要长大、成熟，所以细胞要不断生长、增殖而完成个体的成长与成熟。此外，机体中绝大多数细胞都是有一定"寿命"的，它们会衰老和死亡，譬如成熟的红细胞一般只能存活 120 天。因此，骨髓中的造血细胞要不断增殖，产生新的血液细胞来补充衰老与死亡的细胞，达到细胞的新生与死亡的平衡。所以，即便是成熟体，体内的细胞也要不间断地更新的。不幸的是，在某种情况下，细胞的分裂增殖会失去控制，于是，细胞的新生与死亡失去了平衡，新生的细胞不但太多，而且往往是"粗制滥造"。这些细胞不但没有功能，而且由于具有"凶恶"的性质，对机体的生存造成威胁，它们便是癌细胞，譬如白血病细胞，皮肤癌细胞等等。由于癌细胞多数分裂快、不成熟，所以医生们常将它们称为不分化或低分化性细胞，甚至称之为"反分化"细胞。另外，癌细胞会"生生不息"，不停地增殖。所以，医生们也常称它们为恶性的"永生性细胞"。

7　癌细胞从何而来？

早在 19 世纪 80 年代，有一位德国病理学家叫魏尔啸，他根据自己的研究提出"细胞源于细胞"的观点。从当今的科学证据看这是正确的，因为现在还不能从非生物物质"创造"出一个生命体来。正如前面说过的，细胞靠自己的分裂产生新生的两个子细胞。无疑，无论是正常细胞或异常细胞，都要依靠这种方式繁衍下一代，它们如果不会增殖，最终便会消失。从细胞分裂与增殖的角度看，出于某种原因，若正常细胞的分裂活动发生了改变（科学家们称之为突变），而且这种改变使得它们不再正常，或者说获得了恶性性质，同时，这种恶性性质又可通过细胞分裂遗传给它们的子细胞。子细胞或许还一而再、再而三地发生"突变"，于是它们最终成为不受机体控制的癌细胞。科学家们将细胞由正常至恶性的最终形成这一连贯过程称为恶变，或"恶性转化"。因此，恶变过程就是细胞不断突变的过程。归根结底，癌细胞是由正常细胞突变而产生的。通常癌症最初是由一个原始癌细胞发展而来的，科学家称之为单克隆起源，但是也不能完全排除由多个细胞癌变发展而来，即多克隆起源，甚至不同类型细胞的多克隆来源，但这极为罕见。

 细胞为什么会发生恶变？

细胞的恶变，或者称之为癌变的原因是相当复杂的。最主要的原因是某些致癌因子，其中包括化学致癌剂、紫外线、电离辐射以及某些病毒、细菌等作用于细胞，使细胞核中的遗传物质——基因，即脱氧核糖核酸（简称DNA）发生了改变，其中包括某些癌基因的激活以及抑癌基因的失活，它们编码的蛋白质在性质或数量上也相应地发生改变，尤其新形成的癌蛋白的产生赋予了细胞分裂不受控制的特性，于是一个正常细胞便成为了癌细胞。

 癌细胞有哪些特点与恶性行为？

既然癌细胞属于不正常的细胞，它们在很多方面已与正常细胞不一样了。一个有经验的病理学家或是细胞生物学家用显微镜观察，在大多数情况下往往一眼便能将癌细胞鉴别出来。

一般来说，在癌组织中，细胞呈多形性，即它们的形态与大小很不一致，甚至千奇百怪。总体说来，它们排列杂乱无章，细胞的个头一般要比相应的正常细胞大。若用苏木素伊红染色的方法将它们染色，则可发现癌细胞的细胞核比相应正常细胞的核大很多，病理学家将此现象称为核浆比增大。此外，癌细胞核中也往往有两个或多个小球体，医生们称之为核仁，而正常细胞只有一个核仁，最多也只有两个。另外，也如细胞整体形态不规则那样，癌细胞的细胞核也往往形态怪异，有时出现巨核、多核、畸形核等。

若用扫描电子显微镜来观察，则可发现，比起正常的相应细胞，癌细胞的表面有更多、更不规则的突起，它们便是伪足或微绒毛。所以，有人形象地称癌细胞为"头上长角，身上长刺"的造反细胞。

在癌细胞众多的特性中，有两种最主要的特性，即无限的增殖能力和侵袭与转移的性质。前者能使它们在数量上无限增多，可以耗尽机体的营养，造成病人极度虚弱、消瘦、贫血和全身衰竭的"恶病质"（也称恶液质）状态。同时，癌细胞还会因其侵袭性破坏组织与器官的正常结构，导致相应组织与器官的功能丧失，直接威胁机体的生存。这一性质使得癌症不仅只局限于一个部位，而且还可迁徙至它处，在远离它"基地"部位产生继发性肿瘤。该过程被称为癌细胞的转移，到了此时，癌症已属晚期。事实上，大多数癌症病人都死于癌症的转移。

 10 癌细胞为什么具有侵袭性？

癌细胞的侵袭也称为癌细胞的浸润，指的是癌细胞入侵它们周围正常组织间隙、淋巴管或血管内的过程。由于癌细胞的入侵，正常组织的结构受到破坏，同时也会因此失去功能。

癌细胞的这种性质是与它们的生物学行为有关的。通常同类的正常细胞之间具有黏附性，不易被分开。另外，它们之间还有一种"生长密度依赖性"，即它们虽然也可不断分裂繁殖，但只要它们长到一定的密度并互相碰在一起（即相互接触）时，便会停止增殖。这样它们便不至失去生长繁殖的控制。不幸的是，癌细胞失去生长接触抑制特性，它们不受其他细胞的约束，即使与它们"挤"在一起，还照样生长。此外，它们还有点"离心离德"，它们相互之间不太互相黏着，于是有些癌细胞便可以离开"大本营"（原发灶），入侵到正常组织中去。

癌细胞它们的这种侵袭性与它们具有一定程度的变形有关，即它们可以形成伪足，或是突起，钻入正常组织的间隙中去。最近，科学家们发现，上皮性的癌细胞会发生纤维细胞样的转型，称为EMT，即上皮细胞间充质细胞转变。因此阻断这种转变也是防止癌转移发生的一种重要途径。此外，癌细胞还能分泌某些物质，帮它们"突破"正常组织对它们入侵的阻挡。这些物质包括多种酶类，如溶酶体水解酶、组织蛋白酶、透明质酸酶等。还有一些证据表明，某些感染所产生的炎症因子也可能助桀为虐或是为虎作伥，促进癌细胞的生长与侵袭。所以为防止癌的发生与发展也一定要防止感染，尤其是慢性炎症。

11 怎样证明癌细胞具有侵袭性？

癌细胞的侵袭性主要表现在它们具有宛如阿米巴那样的移动性

以及侵入其他组织的能力。利用这种性质，科学家运用两类主要方法进行实验证明。一类是利用体内癌细胞侵袭模型，也就是将癌细胞接种于机体器官的一定部位，如小鼠肾包膜下、小鼠腹腔内、小鼠皮下等，然后在一定的时间，如5天、1周或数周后，观察癌细胞是否已侵犯周围组织，甚至形成肿瘤结节。另一类是利用体外的实验，这要比体内的方法简便得多。常用的方法有两种。一种是利用德兰士韦尔滤膜穿透试验，即将细胞培养于滤膜的一侧，观察它们是否能穿越滤膜，跑到滤膜另一侧，并能存活与分裂繁殖。正常细胞因缺乏阿米巴样运动能力，是不能穿越滤膜的。另一种实验是将细胞与鸡胚心脏组织块一起孵育培养，若该细胞是恶性的，那么它们便可侵入鸡胚心脏组织，从而证明它们是具有侵袭能力的癌细胞。

12 什么是癌细胞的致瘤性？

科学家看一个细胞是否为恶性肿瘤细胞的"金标准"是检验它是否有形成一个肿瘤的能力，也就是说它是否具有致瘤性或称致癌作用。有两种主要方法来证明肿瘤细胞的这种性质：①用一种称为裸鼠接种的方法，即将一定数量的细胞（通常为 10^7 个细胞）种植在裸鼠皮下，至一定时间（通常为3周），观察有无由该细胞导致的肿瘤的形成。所谓裸鼠，是一种不长毛的小鼠或大鼠，它们天然地缺乏免疫力，不能抵抗或排斥异体的肿瘤细胞。于是接种于它们皮下的肿瘤细胞不但存活下来，并且增殖成为肿瘤。②用一种半固体琼脂集落形成试验来检测。其原理是正常上皮细胞的生长一定要附着在固体的基质表面上，不然不能存活，更不用说分裂繁殖了。然而，恶性细胞可以不需要附着在固体的基质上便能生存与增殖，用科学家的话来说，它们失却了一种所谓的"停泊依赖性"。因此即使是在半固体的基质上，不贴附在固体表面，它们也照样生长与繁殖以及形成细胞簇，即克隆或集落。因此科学家们将琼脂溶解，制成半固体的培养基质，然后将要测试的细胞接种进去。若该细胞不能形成细胞团块（科学家们称之为克隆或集落），则该细胞属正常细胞。若接种的细胞可以形成克隆或集落，则说明它们是恶性细胞。

 肿瘤与癌是一回事吗？

这是一个不少人搞不太清楚的问题，这里面有许多概念、许多专业术语、许多约定俗成的名称。

肿瘤是一个总称，是指机体在各种致癌因子的作用下，局部组织的细胞增生所形成的新生物。因为这种新生物多呈占位性块状突起，所以也常称之为赘生物，最初的意思是多余而无用的组织块。

根据新生物的细胞特性及对机体的危害程度，又将肿瘤分为良性肿瘤和恶性肿瘤两大类。而癌症是恶性肿瘤的总称。要提请注意的是，癌症与癌是两个不同的概念。癌专指上皮性的恶性肿瘤，如由大肠黏膜上皮形成的恶性肿瘤称为大肠黏膜上皮癌，简称大肠癌；由皮肤上皮形成的称皮肤上皮癌，简称皮肤癌等等。所以，若医生说某某人患的是癌症，即表明患者长的是恶性肿瘤；若说某某人患的是胃癌，意思是患者胃黏膜上皮形成的是癌症；若说患者得的是胃肉瘤，则表明这种恶性肿瘤不是由黏膜上皮细胞所形成的，可能由平滑肌细胞恶变引起，或是属于胃的恶性淋巴瘤。但也可笼统地说，他罹患了胃部的癌症。

 白血病属于癌症吗？

白血病是一种血液系统的恶性肿瘤，所以俗称血癌。它是由骨髓中某型未成熟的白细胞弥漫性恶性生长取代正常骨髓组织并进入血液中形成的。因患者的血液中出现大量的这种肿瘤性白细胞，以致血液呈现乳糜样特征，因此人们便称它为白血病。其实此病名未能反映出它的癌细胞生物学分类特征。在绝大多数病例中，血液白细胞数量明显增多，尤其常见于慢性粒细胞白血病，但有时也可正常甚至减少，常见于急性白血病，但分类计数可见到原始、幼稚的白血病细胞。按照白血病细胞的类型，常将其分为粒细胞型、淋巴细胞型、单核细胞型白血病。

 瘤与肉瘤有何区别？

瘤是肿瘤的简称，俗称瘤子。一如前述，它可以分为良性（肿）瘤和恶性（肿）瘤两大类。但就具体组织的肿瘤来说，瘤与肉瘤虽只有一字之差，但它们性质，凶恶程度便大相径庭了。例如纤维瘤属于纤维组织的良性肿瘤，若为纤维肉瘤则属于纤维组织的恶性肿瘤了。同样，软骨瘤是软骨的良性肿瘤，软骨肉瘤为软骨的恶性肿瘤。若同一肿瘤中既有癌又有肉瘤成分则称为癌肉瘤。它们之间的成分可以有不同比例。若上皮细胞部分发生间叶组织化生和恶变则又称为肉瘤样癌。

16　良性肿瘤与恶性肿瘤有何区别？

医生们是根据肿瘤的病理学形态、生长方式以及对病人的危害程度，将肿瘤分为恶性和良性两大类的。我们将它们的主要区别列表如下：

表 1　良性肿瘤与恶性肿瘤的主要区别

良性肿瘤	恶性肿瘤
生长缓慢，呈膨胀性生长	生长迅速，呈侵袭性生长
有包膜，摸之有滑动	与周围组织粘连，摸之不能移动
边界清楚	边界不清
仅有局部压迫症状，一般无全身症状	早期即可能引起低热、食欲差、体重下降　晚期可出现消瘦、贫血、高热，甚至产生"恶病质"
肿瘤细胞不会转移	癌细胞会转移，甚至在癌症早期即发生转移
除长在重要脏器外，一般预后良好	如不及时治疗，常导致死亡
手术后很少复发	手术等治疗后较多复发

诚然，上述比较不是绝对的，譬如说有一些脑部肿瘤就其细胞形态与生长方式是良性的，但不及时治疗也可引起严重症状与并发症，如垂体肿瘤可引起失明、内分泌紊乱，最终可导致患者死亡。此外，有些肿瘤的表现介于良性与恶性之间，医生们将它们称为"交界性肿瘤"。此类肿瘤在一定条件下可逐渐趋向恶性。同样，即使为良性肿瘤，在某些情况下也可发展成为恶性肿瘤。诚然，少数类型的肿瘤，在个别案例，有时由于机体免疫力增强，或是别的原因也会停止生长，甚至完全消退。这多见于少年儿童的成神经细胞瘤以及黑色素瘤。

 同是乳房肿块，命运为何不同？

一位 35 岁的妇女，因乳腺肿块而就医。肿块可以自由滑动，触诊有柔韧感，并未牵连到局部淋巴结。医生将肿块切除后活检，病理学医生发现肿瘤有包膜，显微镜下可见瘤细胞与正常的乳腺组织细胞相似，诊断为乳腺腺瘤。病人经手术切除而治愈，也不再复发。

一位 48 岁的妇女，乳腺有一无痛性的硬块，直径 3 厘米。推之不动，似乎固定于乳房的皮肤和肌肉下方。触诊发现腋窝有两个小硬结。手术时病理学医生发现长于乳房的为一侵袭性无包膜的肿块，显微镜检查发现肿块由间变细胞组成。腋窝切除的 4 个淋巴结经检查证明也有癌细胞，表明已发生了转移。该患者术后 14 个月内情况良好，不久体重急骤下降、身体衰弱。放射检查发现，她的肺与骨内已有转移性肿瘤，遂以 X 射线及化学药物治疗，但又发生了其他部位转移灶。她变得极度衰弱与消瘦（恶病质），最后死亡。尸检中发现该患者的肝、肾上腺、脊柱等处的广泛转移。然而，她的直接死亡原因却是肺炎。肿瘤耗尽了她的营养，使她不能抵抗哪怕是一种常见的感染。这两个病例充分反映出良性与恶性肿瘤的预后往往大为不同。

18 癌细胞是怎样转移的？

对于癌细胞来说，转移和侵袭具有异曲同工之妙，通过这两个步骤都可以达到"开拓疆土"、"繁衍后代"的"殖民"效果。但这两种过程的途径以及对机体的危害性有些不同。相比之下，转移更加凶险。

所谓转移就是指癌细胞沿一定的通路到达另外的组织或器官，并定居下来，继续生长成为与原发癌同种类型肿瘤的过程。医生将这个新形成的肿瘤称为"转移癌"或"继发肿瘤"。转移的途径有三种，即种植性转移、血道转移和淋巴道转移，分述如下：

（1）种植性转移：主要是指体腔内器官的恶性肿瘤蔓延至器官表面时，癌细胞首先从癌组织表面脱落下来，并依附于其他脏器表面，最后形成转移癌。胃、结肠、卵巢等脏器的恶性肿瘤常常以这种方式转移。不幸的是，在外科手术过程中，也可能因手术器械操作而导致癌细胞脱落，引起种植性转移。

（2）血道转移：一般说来，由于动脉的管壁较厚，管内压力也较高，而静脉壁较薄，血流缓慢，管内压力较低，因此癌细胞的血道转移多以静脉为突破口。造成血行转移的因素很多：血管内皮的损坏、人为挤压癌组织、手术、注射、穿刺活检等，它们造成的"缺口"均可能使癌细胞乘机进入血管，然后随血液到达远处器官或组织，在那里停下来并增殖形成转移灶。据统计，临床上有80%~90%的癌转移是通过这一途径实现的。

（3）淋巴道转移：癌细胞也可以通过如进入血管那样的方式或途径进入淋巴管，但是在淋巴道的路径中有许多淋巴结，这是人体免疫系统防御外敌（如细菌、病毒）或"内奸"（癌细胞）的重要基地。淋巴结中有多种免疫细胞，它们可以吞噬或杀灭敢于进犯的癌细胞。可以想象，一种可能是免疫细胞将它们杀灭，阻止了癌的转移；另一种可能是淋巴细胞不敌癌细胞，使癌细胞逃避淋巴细胞"免疫监视"，离开淋巴结到达"目的地"，在那里形成继发灶。还有可能就是在淋巴结内"安营扎寨"，引起淋巴结肿大，并以此为基地，再侵袭更远处的淋巴组织。常见的情况是：乳腺癌转移至同侧腋窝淋巴结，肺癌转移至肺门淋巴结，鼻咽癌转移至颈部淋巴结，胃癌转移至锁骨上淋巴结等等。所以，医生常常要检查全身各处淋巴结的情况，或用手触摸体表淋巴结是否肿大，或用仪器探查体内淋巴结是否有改变。

19 癌细胞转移是否有一定的目的地？

除了通常的解剖学路线之外，多数癌细胞在转移时都有它们喜欢去的器官，医生们将这种现象称为"器官亲和性"。例如乳腺癌最易转移到所属淋巴结，如内乳淋巴结、腋窝淋巴结、锁骨上淋巴结和纵隔淋巴结等，其次是肺和肝；前列腺癌最易转移至骨，尤其是脊柱以及盆腔；胃癌细胞也常向所属淋巴结转移，侵犯胃壁，并种植于腹腔，导致腹水的形成；而肺癌转移至脑很常见。医生们常将癌细胞转移的这种器官亲和性比喻为"种子与土壤"的关系，意思是只有特定的土壤才适合特定的种子生长。科学家认为这种器官特异性可能与某一特定器官可以分泌特殊的细胞黏附分子，或生长刺激因子有关。这种关系一方面有利于医生掌握癌症的转移规律，在早期便阻断它的去路，另一方面，更有利于深入研究这种规律的原因，以便从机制上阻止转移的发生。

然而，要指出的是，也有不少肿瘤的转移是多途径、多发性的，它们常常广泛转移，如黑色素瘤可转移至脑、肺及远处淋巴结等，而肺癌除了沿淋巴道转移至各相关淋巴结之外，还可沿血道转移至脑、肾上腺、骨、肝、肾、胰、甲状腺以及皮肤等处。这就提醒人们，一旦确诊这类癌症，应立即进行全身性的检查和治疗。

20　什么是肿瘤干细胞？

首先讲一下什么是正常干细胞，或只称为干细胞。我们人体的绝大多数组织以及其组成的细胞都要不断更新，因为个体细胞也有一个发生、成熟、衰老与死亡的过程。机体要维持功能必须要有新生的细胞替代衰老与死亡的细胞。那么这些新生的细胞从何而来呢？它们来自该组织的源头细胞。这种源头细胞可以一直进行自我更新以及保持未分化状态。也就是说它们具有两个特点，一是可以不断地分裂繁殖，产生子细胞，这些子细胞可以再分裂并且分化、成熟，成为有功能的细胞。二是它们在分裂之后，其后代中仍有一个细胞保持和它一样的未分化状态，以便再分裂与再分化。但是，有一点特别重要，即这种细胞分裂的次数与多少均须服从组织需要，并保持组织中正常细胞数的平衡。这样的源头细胞即组织中的干细胞。

不幸的是，若体内出现另一种"源头细胞"，它们的增殖不受机体的调节，从而失去了控制。它们不断地分裂而不分化，于是产生了大量的未成熟的子细胞。这些子细胞不但不具有正常的功能，而且还具有恶性性质，即它们是源头细胞产生的癌细胞。科学家们将那些产生癌细胞的源头细胞称为肿瘤干细胞，或产生肿瘤的"恶性种子细胞"。

除了可以不断分裂与保持不分化特点之外，肿瘤干细胞还有一个甚至连医生也感到棘手的特性，这就是它们的增殖也可以很缓慢，甚至"蛰伏"下来。因此，它们对以肿瘤细胞快速增殖为靶向的治疗方式不敏感，这也是治疗困难或难以彻底以及复发的原因之一。

 哪些化学物质可以诱发正常细胞变成恶性细胞？

医生们将可以诱发正常细胞转变成恶性细胞（即癌变）的物质称为化学致癌物。迄今已知的化学致癌物至少有上千种。而且，从现在情况看，每隔20分钟左右就会出现一种新的未经检验的化学物质。如此日复一日，年复一年，其种类与数量便无比庞大了，人们根本无法对它们有无致癌性进行全面检测。但是通过流行病学调查、实验室研究以及临床观察，还是可以确定不少物质具有致癌性。目前所认识的这些致癌物大致可分为如下几类。

（1）多环芳香烃类化合物：其中包括煤焦油中含有的苯并芘、二苯蒽以及人工合成的甲基胆蒽等。

（2）芳香胺类和芳香酰胺类：如 2-萘胺、联苯胺、二氯联苯胺、氨基联苯、4-硝基联苯。

（3）偶氮染料：如 N, N-二甲基-4-氨基偶氮苯、O-氨基偶氮甲苯、奶油黄、猩红。

（4）亚硝胺类：如二甲基亚硝胺、二乙基亚硝胺、甲基亚硝脲、甲基苄基亚硝胺等。

（5）烷化剂：如环磷酰胺、苯丙氨酸氮芥。

（6）生物毒素：如黄曲霉毒素、苏铁素、黄樟素、千里光碱等。

（7）金属、金属化合物和非金属物质：如砷、铬、镍、镉、铍、石棉等。

（8）激素：如己烯雌酚、羟甲烯龙等。

此外，近年来人们遭遇的三聚氰胺、二噁英、苏丹红也属于化学致癌物。

 怎样检测某种物质是否为致癌物？

当前科学家能运用一系列方法来检测某种未知物质是否为人类潜在的致癌物。下面列举一些常用的检测方法或途径。

（1）埃姆斯试验：这种方法是以一种鼠伤寒沙门氏菌为试验对象，将这种细菌与被检测的未知物质进行混合培养。如果在培养基中长出菌落（即细菌团块），则表明该被检测物质是致突变物，因为致突变性与致癌性密切相关，因此检测阳性也就可以提示该被检测物是潜在致癌物。

（2）细胞转化试验：常用一种被称为 3T3 的小鼠成纤维细胞作为试验对象，将它与被检测的物质一起在体外培养。经一定时间后，若细胞发生形态与行为改变，包括细胞生长很快、重叠生长、失去接触抑制特性，甚至细胞中有癌基因的激活或抑癌基因的失活。此时若将它们注射至失去免疫力的裸小鼠皮下，如形成肿瘤，则证明该受试物质是致癌物。

（3）皮肤涂抹法：常以小鼠作试验对象，将其双肩胛间皮肤的毛剪去，将被检测物溶于某种有机溶剂，然后反复涂抹小鼠皮肤（一般每日涂一次，或隔日一次）。经一段时间后（一般为 1~3 个月），观察小鼠皮肤是否出现增生或乳头状瘤，甚至鳞状上皮癌。阳性者表明被检测物是致癌物。

（4）经口给药物：常用小鼠或大鼠作为试验对象，将被检测物溶于水，然后每天灌喂动物。经一定时间后观察多种器官是否有肿瘤形成，例如，将甲基苄基亚硝胺（MBNA）灌喂大鼠，经一定时间后（多为 2~6 个月）常可观察到食管、胃等脏器有肿瘤的形成。

诚然，还有其他方法可以运用，如注射某种被检测物质至特定器官或部位，或是将被检测物质直接埋置于某个部位，观察有无肿瘤的形成等等。

为什么我们要强调这些实验只能证明被检测物是"潜在"致癌物呢？因为毕竟是细菌、细胞或是动物实验，不完全与人体情况相一致。另外，科学家做实验时所用的剂量都很大，有时一种物质只有在极大剂量时才有致癌作用，剂量太小时，是不足以引起肿瘤的。一般情况下，人体不太可能一次暴露于如此大剂量的致癌物的。

23　生物因子也可引起肿瘤吗？

　　生物因子包括病毒、细菌和寄生虫等。现在认为人类 15% 的癌症是由生物因子引起的。在生物因子中最主要的元凶是 DNA 病毒，其中包括可以引起子宫颈癌的人乳头瘤病毒、引起肝癌的乙型肝炎病毒、引起淋巴瘤和鼻咽癌的 EB 病毒。可以引起肿瘤的 RNA 病毒则有人 T 细胞白血病病毒 I 型（简写成 HLTV-I），它可引起 T 细胞白血病/淋巴瘤；有引起卡波西肉瘤和淋巴瘤的人免疫缺陷病毒，以及引起肝细胞癌的丙型肝炎病毒。2008 年，H. Z. 豪森因证明 HPV（人乳头瘤病毒）可以引起子宫颈癌，荣膺诺贝尔生理学/医学奖。

　　此外，细菌也可以引起癌症。澳大利亚医生 B. J. 马歇尔和 J. 罗宾证明一种被称为幽门螺杆菌（简写为 Hp）的细菌与胃炎、胃癌的关系肯定，他们因此于 2005 年获诺贝尔生理学/医学奖。寄生虫中的血吸虫可以引起大肠癌、膀胱癌、肝癌，甚至乳腺癌；而华支睾吸虫可以引起胆管上皮癌也都是很明确的。

24　放射线也能致癌吗？

　　放射是指能量以波的形式穿过空间和物体的过程，而其中有穿透性的粒子束则称为放射线。自然界的放射线包括外层空间的宇宙射线和从人体、岩石（如花岗岩）、水里的同位素中自然发出的射线。此外，还有人工制造出来的放射线，如 X 线、同位素射线等。

这些射线达一定强度，可以干扰细胞的正常功能，破坏细胞的结构，甚至引起细胞遗传物质的改变。如果细胞受到损伤，又不能正常修复，不是死亡，便可能发生突变，形成癌细胞。如 1945 年日本广岛、长崎遭遇原子弹爆炸的几十年后，白血病、乳腺癌、胃癌、多发性骨髓瘤以及泌尿道肿瘤的发病率明显升高。又如前苏联切尔诺贝利核事故后，甲状腺癌发病率也迅速上升。2011 年 3 月11 日，东日本大地震引发的核泄漏也可能使附近地区受到核暴露人群癌症的发病率升高，尤其是甲状腺癌，因为有较大量 ^{131}I 的释放，^{131}I 又喜欢聚集在甲状腺之故。除了核放射之外，紫外线也有致癌作用。所以那些长期暴露在阳光下的人群，比如海员，他们的皮肤癌发病率较高。另外，有些从事某种特殊职业的人群，由于特殊放射线的暴露也可能发生特殊的肿瘤，如铀矿、锡矿的矿工由于长期暴露于氡及氡子体，他们肺癌的发病率较高。

吸烟为什么能引起癌症？

据最新的报道，当前全球约 20% 的人吸烟，其中男性烟民 8亿，女性烟民 2 亿。据统计我国有 3.3 亿多烟民。近 10 年全球有5000 多万人死于吸烟，其中包括 60 万人因被动吸烟（又称二手烟）而死亡，其中 75% 为妇女和儿童。据统计当今每年因吸烟致死的人数比酗酒、艾滋病、车祸、吸毒、谋杀和自杀造成的死亡人数总和还要多。另外，有报道称，丈夫吸烟可导致妻子患肺癌的风险增加 1 倍，因为吸二手烟吸入的烟毒高达吸烟者的 2/3。总体说吸烟占引起癌症各种因素的 30%～32%。据报道，我国被动吸烟者约有 5.4 亿人。近年来科学家又发现"三手烟"对人们健康也是一种威胁，尤其是婴幼儿和少年儿童。所谓三手烟是指被动吸烟者又将其身体和衣物上所携带的烟尘及附着的有害物质以及烟灰缸中的烟灰传给了第三者。当然在这些有害物质中也包含致癌物。

吸烟为什么可以引起癌症？据分析，一支燃着的香烟能放出大约 6800 种不同的化学物质，有害物质有 3000 多种，其中包括致癌物，如焦油、二甲基亚硝胺、乙基甲基亚硝胺、砷、镍、镉、苯并芘等，以及辅致癌物，如甲醛、氟烷、芘等。肺细胞在致癌物和辅致癌物共同作用下可以发生突变。一旦突变细胞生存下来，并且增殖不受控制，则可导致肿瘤的发生。

与吸烟有关的癌症最常见的是肺癌。据调查，吸烟者的肺癌发生率是不吸烟者的 10 倍左右。其次是咽癌、口腔癌、食管癌、膀胱癌、肝癌、胰腺癌、子宫颈癌、肾癌、皮肤癌、唇癌和喉癌等。因此可以说，吸烟已成为人类健康的大敌。为了消除吸烟对人类健康的危害，引起人们的高度警觉，世界各地都已将每年 5 月 31 日定为"世界无烟日"，并希望有朝一日每天都是"世界无烟日"。此外，我国即将起草国家级控烟条例，这意味着在各种公共场所禁止吸烟将成为法律条文。

26　饮酒也会致癌吗？

饮酒与癌发生有关早已为流行病学调查所证明。例如，科学家们发现，酗酒者咽癌发生率是不喝酒或少量喝酒者的 10 倍多，而食管癌的发生率更是普通人的 25～30 倍。

酒的主要成分是乙醇，即我们常称的酒精。它的一种重要生物学作用是刺激细胞的增殖。如果饮酒太多，时间太长，那么它便会不断刺激细胞增殖。而一旦细胞不断增殖并且摆脱了机体的控制后便可能发生癌变，这是其一。另外，酒精还可能增强其他致癌物的致癌作用，即我们所说的辅致癌物。它与致癌物一起作用于细胞，则细胞更加容易发生突变。此外，还有一点不幸的是，酒水中常会混杂制酒过程中所产生的其他杂醇类物质，尤其是甲醇、二丙醇、异丁醇、正丁醇、戊醇、异戊醇等以及其他化合物，如醛类物质、氰化物、黄曲霉毒素、某些重金属如铅等。这些物质对细胞具有毒性作用，尤其对肝脏的损伤作用更大。细胞受到这些物质作用后，可能因损伤而死亡，还有一种可能性是受损伤之后会修复与增生，但这种修复与增生往往不能得到机体的有效调控，于是也可能走上增殖的"邪路"，成为癌细胞。

与饮酒有关的癌症最多见的是肝癌，其次是食管癌、直肠癌、胰腺癌、口腔癌和乳腺癌等。顺便提及，有人或许会说，《本草纲目》不是说过酒可"行经络、御风寒……通血脉。壮心神，气雄刚猛，善消愁"吗？不错，这是少量饮酒的有益的一面。但李时珍同时说过："过饮则耗散气血，助湿生痰，其酒性色退，而渣滓日积。留聚胃中，黏腻不化，饮食渐少，脾胃日虚，而成噎嗝，反胃者多矣"。这便是酒的不良作用。古人所说的噎嗝反胃者，或许便是指食管癌或胃癌所表现出来的症状。我国食管癌高发区的患者多数也都有饮酒的习惯。因此，为了预防癌症，酒也是不可多饮的，尤其不可暴饮与酗酒。笔者不赞成提倡"大碗喝酒，一醉方休"，这不是什么"豪爽"，更不是什么英雄气概，而是对身体的一种"隐性自残"。更糟糕的是"烟酒不分家"，其实在烟与酒双重作用下，它们的致癌作用会更强。所以希望作家们、艺术家们切莫过分渲染这种"冲天豪气"，不然医生们还得为你们撒出去的"毒气"消毒。

27 什么是癌细胞培养？

首先讲一下什么是细胞培养。细胞培养就是从动物或人体，甚至植物中分离出单个细胞，也就是说这些单个细胞不再形成组织，然后用特殊配制的营养物支持单个细胞或单个细胞的细胞群体在体外的生长。这种特殊配制的营养物称为培养基。培养基可以是固体的、半固体的，或是液体的。液体的培养基也称为培养液。借助细胞培养技术，科学家可以观察和研究活细胞的形态、结构、生长、繁殖、分裂、运动、衰老、死亡、突变、转化以及恶变等现象及规律。

细胞培养技术不但可用于研究正常细胞，更可以用于研究恶性细胞，即癌细胞。医生们从癌症患者体内切下的癌瘤标本中分离获得癌细胞或很小块的癌组织，将它们置于培养液中培养。如果条件，如湿度、pH、渗透压等合适，癌细胞便可以从小块癌组织中生长出来，并且可以在显微镜下观察到已分散的癌细胞的分裂。另外，除了可以观察癌细胞的一般行为特征外，医生们还可像测试细菌对抗生素敏感性那样，利用细胞培养技术探索癌细胞对抗癌药物的敏感性，这样十分有利于医生采用更有效的药物治疗，从而取得最佳的治疗效果。世界上最早培养成功的人癌细胞源于 1953 年一名黑人妇女子宫颈癌的标本。该黑人女士名为 Henrietta Lacks，因此该细胞系被称为海拉细胞系（HeLa cell line）。迄今，该细胞系已广被世界各有关实验室贮存与应用。Henrietta Lacks 及其细胞系为人类癌症研究作出了极为巨大的贡献。

 什么是癌细胞的成集落试验？

成集落试验又可以称为集落形成试验。由于有时不必要将集落与克隆分得那么清，所以也有人称之为克隆形成试验。这是肿瘤科学研究者常用来鉴别癌细胞与正常细胞的一种"试金石"一样的技术方法。

通常科学家用一种半固体培养基，即半流动的琼脂培养基，作为营养支持物，将细胞培养在这种营养物中，过 1~2 周，观察在这种培养基中有无细胞集落或细胞克隆的形成。如果有克隆（或集落）形成，表明所培养的细胞是恶性的癌细胞，因为正常细胞在这种半固体培养基中是不可能长久生存的，更不能分裂与繁殖，也就不会生产细胞团簇（即克隆或集落）了。

 什么是细胞克隆？

克隆一词是外来语，是英文 clone 的音译。意思是完全一样的复制物，也可以说翻版一个完全一样的物体。克隆可以在不同水平上进行。常见的插枝技术是植株的克隆，制备一个完全相同的分子称分子克隆。当然，细胞克隆就是生产出一个相同细胞的过程。

讲得具体一点，就是由一个细胞产生另一个细胞或一群细胞。由于另一个细胞或一群细胞都是从最初那个"母细胞"来的，因此它们的性质，包括表型和遗传特征都与"母细胞"相同。另外，这些子细胞之间也具有一致的表型与遗传特性。

与克隆相近似的另一术语是"细胞集落"，也是指细胞增殖所形成的细胞团。但集落不一定源自一个细胞，可能由两个或多个细胞产生的细胞簇，所以细胞之间的性质不一定完全一致。

克隆与集落形成技术对于鉴定一个细胞是正常的，或是癌细胞，研究它们的来源、变异十分有用。譬如，一个癌症若来源于单个突变的细胞，科学家称之为单克隆起源，若由多个突变细胞衍生而来，则称之为多克隆起源。因此该项技术是癌症研究的一个得力工具。

什么是细胞的接触抑制？

也许大家都有过这样的体验，即当你一不小心，手被小刀子划破了，不久伤口愈合。这是为什么呢？这是因为伤口四周的细胞会因此而分裂增殖，并且向伤口中心迁移，弥合整个创面。并且一旦整个伤口都被新生细胞覆盖，细胞便不再分裂与增殖了。也就是说，当增殖并迁移至细胞相互碰到，即接触时，它们便不再增殖了。该现象被称为细胞运动的接触抑制。

科学家们利用正常细胞的这一性质，创造出另一种鉴别正常细胞与癌细胞的技术方法。他们将细胞培养在培养器皿中，当它们长满整个培养器皿的内底面时，在细胞的中间刮去一长条，即留下一个空隙。此时，若培养的是正常细胞，当它们增殖并填满此空隙后，便不再分裂增殖了。但若为癌细胞，它们不但长得很快，也很快填满了空隙，并且还会继续分裂，以致一个细胞可以爬到另一个细胞之上，或是钻到另一个细胞下面继续分裂，形成所谓的"重叠生长"。也就是说它们即使互相碰头了，接触了，但并不停止生长。科学家们将此现象称之为接触抑制的丧失。该现象也就成为科学家们区别正常细胞与癌细胞的又一种手段了。这种技术称为细胞培养的"划痕试验"。

31 什么是细胞的转基因技术？

　　大家知道，一个细胞的性质是由它所包含的遗传物质，即基因组所决定的。因此，为了改变细胞的性质，我们必须要改变细胞的基因组成。科学家最常用的改变细胞性质的方法就是将一个（或多个）特定的基因导入至一个细胞的基因组中，让它发挥作用（科学家称此过程为基因表达），从而使得接受该基因的细胞（可称为宿主细胞）在行为、合成与分泌某些物质等方面发生改变，从而为改良品种、制备某些有用物质（如疫苗等）提供平台。在癌症的研究与防治实践中，转基因技术最主要的用途之一是癌症的基因治疗。

　　将基因导入的途径很多，常用的有：①显微注入法：即通过显微操作仪，将外源目的基因注入细胞内；②病毒载体法：即通过某种病毒将目的基因带入宿主细胞并插入细胞基因组内；③电穿孔法：即用高压电场使宿主细胞膜产生小孔，从而外源基因可以进入细胞内；④脂质体法：即让DNA（遗传物质）与脂质体相互作用形成复合物，这种复合物可以与细胞膜融合，从而将基因带入细胞内；⑤磷酸钙转染法：即利用磷酸钙-DNA共沉淀，使DNA进入细胞。

32 肿瘤的发生是"一蹴而就"的，还是有一个渐进的过程？

从实验研究与流行病学调查看，肿瘤的发生是一个渐进性的过程。通常正常细胞均需要在特殊的外部致癌因子作用下，经过一而再、再而三的细胞突变，并摆脱机体对它们的围堵、杀伤，才能最终形成肿瘤。例如，肺癌多在吸烟后20年左右才发生。又如，广岛和长崎的白血病发病率在原子弹爆炸后5年才显著升高。此外，如职业暴露于化学致癌物2-萘胺的工人，通常也要经10年、20年或更长时间才发生肿瘤，其中最多见的是膀胱肿瘤。科学家将细胞由最初的突变，再经一系列连续的遗传和表观遗传改变的这一过程称之为肿瘤的演进。

从正常细胞变为癌细胞的这一"演进"过程在子宫颈上皮细胞癌发生中可以看得十分清楚。在正常的子宫颈复层鳞状上皮中，细胞分裂仅见于基底层，到了上皮轻度增生时，则上皮层的下三分之一均可见分裂的细胞，但表层细胞仍呈扁平状，显示某些分化特征，但其分化已不完全。到了重度增生时，则整个上皮层均可见到细胞增殖，而且细胞分化很差。到恶性新生物业已形成时，其细胞则已穿越并破坏了基底层，直达下方的结缔组织。通常从上皮组织增生至侵袭性癌要历经数年时间。因此，结论是，癌症形成并非"一蹴而就"的，而是一个渐进性的过程。

33　什么是癌基因？

首先，让我们先了解一下什么是基因，它是英文 gene 的音译。在前面我们说过，细胞是通过细胞分裂来繁殖的，当一个细胞（母细胞）分裂成两个细胞（子细胞）时，母细胞会将它的遗传特性传递给子细胞，这种遗传特性的传递是通过细胞核内染色体上一段段的脱氧核糖核酸（简称 DNA）来完成的。科学家将这种遗传信息的基本单位，即赋有可传递遗传特性的 DNA 片段称为基因。据目前所知，人体细胞中大约含有 25000 个基因。正是这些基因决定了物种之间的差异以及人与人之间的差异。

在 25000 个人类基因中，有一类在细胞的正常生长调控，即细胞的增殖、生长和分化过程中起着关键作用。也就是说，它们原本是必需的"好"基因。不幸的是，如果出于某种原因导致它们的结构与功能异常，则细胞的增殖也就失去控制，于是，好端端的正常细胞便成为癌细胞。科学家将这种原为人体生长、发育所必需的基因称为原癌基因。然而一旦它们发生改变，便可导致肿瘤形成，此时这种基因被称为癌基因。迄今科学家在人细胞中发现大约 200 多种癌基因，最常在肿瘤细胞中发现的有 ras、myc、erbB、fos 等（附表 1）。

癌症的最终形成有多少个有关基因的参与？

前面我们说过，由一个正常细胞发展成为一个典型的癌细胞要经过无数次的突变，这也就提示该过程会涉及多个癌基因的改变。例如，大肠癌的最终形成过程中有原癌基因 K-ras 的突变、DCC 抑癌基因的失活，还有抑癌基因 p53 的突变等。据科学家的研究认为，癌症的最终发生至少要涉及 5 个或 5 个以上不同基因的突变。科学家做过这样的实验，即将 myc 和 Ras 两个癌基因同时导入小鼠体内，比起单独导入一个 myc 基因或一个 Ras 基因来，小鼠发生癌症的百分率提高得很多。这就证明肿瘤的发生可能涉及多个基因的突变与参与。

 什么是抑癌基因？

抑癌基因也称为肿瘤抑制基因、隐性癌基因，人们更通俗地称之为"抗癌基因"。这是一类能抑制细胞过度增殖、从而遏制肿瘤形成的基因。例如中国医学科学院詹启敏院士证明，一个被称为 p53 的基因及其下游靶基因 Gadd45 以及 BRCAI 基因可以抑制细胞癌变，它们即抑癌基因。除了 p53 之外，迄今科学家已从细胞中分离鉴定出大约 100 余种抑癌基因，最常见的如 p53、Rb、APC、nm23 等（附表 2）。在众多的抑癌基因中，p53 特别重要。据科学家的研究，人类70%的癌发生与p53失活或丢失有关。

36　什么是基因突变？

我们前面说过，基因是由 DNA 片段构成的。如因某种原因，构成 DNA 片段上的核苷酸数量或结构发生改变，则这一现象称为基因突变。科学家视该突变可否引起细胞生物性状改变及其后果而确定其是否为有害的突变，如果该突变引起细胞发生不可控制的增殖，则最终可能导致肿瘤的形成。那么这种突变就称为致癌性基因突变。

37　什么是基因组？

基因组是指一个物种中所有基因的总和，并以全长 DNA 的碱基对数目表示其大小。一般说来，进化程度高者其基因组比较复杂。人类基因组则代表我们人类的所有遗传信息。顺便简单地说一下，人类基因组计划（简称 HGP）是指将人类大约 25000 个基因进行染色体定位，对 23 对染色体上全部的 DNA 碱基对（$3×10^9$）序列进行排序，将它们一一画出，并且进行深入的功能、结构等研究。

什么是染色体？

　　细胞核中存在着一种可被碱性染料着色的物质，称为染色质，它们在非分裂的细胞中呈分散状态。当细胞分裂时，染色质便凝集浓缩成一种特定的结构。该结构小体称为染色体，由 DNA 分子和与之结合的蛋白质组成。其中携带有遗传信息的特定 DNA 片段即基因。正常人染色体有 23 对，即 46 条，其中一对为性染色体，其余 22 对为常染色体。癌细胞中的染色体若有改变，或是畸形，或是数目有改变，这些均称为染色体畸变。医生们常可根据染色体的畸变类型诊断是否为癌细胞，譬如在慢性髓样白血病患者的血液中常可检查出一种称之为费城染色体的异常染色体，简写成 $9q^+$，它是由 22 号染色体长臂大部分易位至 9 号染色体长臂而变成的一个很小的染色体。染色体检查可鉴别个体的真正性别、有无疾病，尤其是有无遗传性疾病。

 什么是基因芯片？它可以用来诊断癌症吗？

　　基因芯片是一种对样品在基因水平进行遗传信息（包括基因序列及表达）的快速定量和定性分析的技术，因为常用计算机硅芯片作为固相支持物，所以称之为基因芯片。由于每个支持物表面固定有大量的特定基因片段或寡核苷酸探针，而这些探针又有规律地排列成二维 DNA 阵列，所以又称之为 DNA 微阵列芯片。如果固化于支持物表面的是多种癌基因探针，则可以探测受检标本是否存在癌基因。如果检测到癌基因，则可以作为癌症诊断的参考。但癌的形成十分复杂，目前尚不能以基因芯片的检测结果作为诊断的唯一指标。

 什么是肿瘤起始剂？

一般认为，肿瘤的自然病程（即不予治疗与控制的自我发展过程）可分三个阶段，即起始、促进和演进三个连续的过程。那些可以启动正常细胞突变的致突变物即称为致癌的起始剂。譬如科学家早就证明，用一种煤焦油提取物苯并芘或类似物二甲基苯并蒽的化学物反复涂抹小鼠表皮，可以诱发其皮肤癌。但是如果只是单次涂抹，或是用量不大，并不能引起肿瘤或其他明显的病变，提示这些化学物质可以引起潜在的遗传损伤。然而，当机体的细胞或是继续暴露于此物质，或是暴露于某些十分不同的、有致癌作用的其他物质时，则癌症发生率可以大大增加。科学家们将这类可以引起潜在发生肿瘤的致癌物称为肿瘤起始剂，或肿瘤启动剂。

 什么是肿瘤促进剂？

这是一类它们本身并非致突变剂，但若是反复暴露数个月，则它们也可以使得原先暴露于肿瘤起始剂的细胞发生癌变的物质，称为肿瘤促进剂。迄今已证明，一类被称为佛波酯及其衍生物十四烷基佛波乙酸酯（简称TPA）的天然植物成分、某些巴比酸盐、石棉、酒精等都属于肿瘤促进剂，即促癌物质。

肿瘤促进剂的作用机制迄今仍不十分清楚。一般认为，它们的直接作用是引发明显的炎症反应，导致局部组织或细胞分泌生长因子、核蛋白水解酶等，而这些物质又可直接或间接作用于细胞，并刺激或加速它们分裂。譬如先前暴露于肿瘤起始剂的局部皮肤上皮细胞，在肿瘤促进剂的再度刺激下，便可开始形成许多乳头瘤，甚至进一步发展为癌。

42 什么是细胞分化？

细胞分化原是胚胎学中的一个术语，是指在个体发育中，由一种相同类型的细胞经细胞分裂后细胞间逐渐在形态、结构和功能上形成稳定性差异，并产生各不相同的细胞类群的过程。例如，由于造血干细胞的不断分裂与分化，最终可以产生红系细胞及各类白细胞。同时，科学家们认为，癌细胞是正常细胞分化机制失控，出现分化受阻，导致结构行为异常而形成的。例如当造血干细胞不能顺利分化而停留在某一个阶段时，便可能产生红白血病或是各类白血病。因此科学家也常常将癌细胞称为异常分化细胞，或反分化细胞。因为分化是一个连续过程，而且细胞的分化程度也不尽相同，因此常可听医生说"低分化的癌细胞"，或"高分化的癌细胞"。低分化也就是分化很差，或处于较原始阶段，因此恶性程度高。相反，高分化是处于分化阶段的较晚时期，细胞相对成熟一些，因此恶性程度较低分化细胞要轻一些。

 什么是细胞的不典型增生？

不典型增生也称非典型增生，是指上皮细胞的非正常性的增殖，所以又称异型增生。其表现为细胞大小不一，形态多样，细胞核大而浓染，核浆比例增大，细胞核分裂多，细胞排列紊乱，极向消失。这些常见于皮肤或黏膜表面的被覆上皮或腺体上皮。医生们根据细胞异型性程度以及涉及范围与深度，将它分为轻、中、重三级。其中轻度或中度的非典型增生往往在病因消除（如炎症）后，上皮可以恢复至正常。然而，重度不典型增生较难逆转至正常甚至可能转变为癌，该病变多见于子宫颈复层鳞状上皮或是食道黏膜。因此，可以认为是癌前期，甚至为原位癌。

 什么是癌前疾病？

癌前疾病也称癌前病变，是指某些有可能发展成癌的疾病或病变。常见的癌前病变或疾病有以下几种：①黏膜白斑：常见的有口腔、子宫颈、外阴、食管等处的白斑；②慢性子宫颈炎；③纤维囊性乳腺病：多由乳腺小叶导管和腺泡上皮细胞增生所致；④结肠、直肠的腺瘤性息肉：多有家族史；⑤慢性萎缩性胃炎及胃溃疡；⑥慢性溃疡性结肠炎：即特发性溃疡性结肠炎；⑦皮肤慢性溃疡：尤其是经久不愈者，包括瘘管、窦道、陈旧性瘢痕和慢性皮炎等。需指出的是，并不是所有的癌前病变都会发展为癌，这还要取决于许多其他因素。此外由癌前病变形成癌通常也有一个演进过程。因此，癌前病变的及时发现和及时治疗对于防止它们发展成为癌症是十分重要的，患者必须十分重视。

45 什么是原位癌？

原位癌指尚局限于黏膜上皮层内或皮肤表层内的重度非典型增生病变，若累及上皮全层，但未突破基底膜而向下侵袭生长者，则称为上皮内癌或侵袭前癌，也属于原位癌。

原位癌常见于子宫颈、食管及皮肤等处。当乳腺小叶腺泡发生癌变而未侵袭小叶外时，又称为小叶原位癌。原位癌的早期发现与治疗可防止其转变为侵袭性癌，从而提高癌症的治愈率。要指出的是，不是所有的原位癌最终都发展成为侵袭性癌，其中有些病变可长期保持不变，极少数病灶还可能自然消退。但从预防角度考虑，对于原位癌还是早期积极治疗为好，绝不可期待它"自然消退"，这种概率是很小的，不能因此而带来后患。

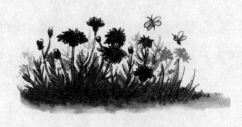

46 什么是鳞癌？

鳞癌是鳞状细胞癌或鳞状上皮癌的简称，多见于有鳞状上皮覆盖的部位，如皮肤、口腔、唇、食管、子宫颈、阴道等。此外，有些部位如支气管、膀胱、肾盂等虽无鳞状上皮覆盖，但可通过鳞状上皮化生而形成鳞状细胞癌。

鳞癌在外观上常呈菜花状，所以病理科医生常称之为"菜花样肿瘤"。有时癌组织发生坏死而脱落，形成溃疡，产生恶性臭味。若癌细胞向深层发展，则形成侵袭性生长。癌细胞也可向远处转移，形成继发肿瘤。

47 什么是腺癌？

腺癌是腺上皮癌的简称，是腺上皮细胞形成的恶性肿瘤，常见于胃肠道，也可发生于乳腺、卵巢、子宫、肺、肾以及各种内、外分泌腺。腺腔高度膨胀呈囊状者，多被称为囊腺癌；伴有乳头状生长的囊腺癌，则被称为乳头状囊腺癌；若有较多黏液分泌者则称之为黏液癌。

48 癌的发生与年龄有关吗？

前面我们已经说过，癌的发生与基因突变有关。科学家们估计，正常人的一生中大约有 10^{16} 次细胞分裂，每次细胞分裂时，每个基因的突变频率为 10^{-6}。因此在一个典型的生命过程中，人类细胞中每个基因都可能经受 10^{10} 次突变。幸运的是，细胞的最终癌变往往需多个基因突变。这就是为什么与基因突变频率比起来，癌症并不是如此频发的原因。但是无论如何，随着年龄增长，不仅单个细胞的单个基因突变的概率增加，而且细胞的多个基因突变概率也增加，因此癌症发生的概率也增加。所以癌症发生是与年龄相关的。流行病学调查也佐证了这一事实。我国肿瘤登记年报也指出，全国 35~39 岁年龄段的肿瘤发病率为 87.07/10 万，40~44 岁年龄段为 154.53/10 万，50 岁以上人群发病率占全部发病率的 80% 以上，60 岁以上的人癌症发病率超过 1%，80 岁发病率达到高峰。

但是癌症发生不完全与年龄绝对相关，例如视网膜母细胞瘤（也称成视网膜细胞瘤）多见于 3 岁以下的婴幼儿。一种称为威尔姆斯瘤的原发性肾脏肿瘤，其发病的中位年龄为 3.5~4 岁。又如一种被称为骨母细胞瘤或成骨肉瘤的恶性肿瘤多见于青少年。再如原发性肝癌，虽然可以发生于任何年龄，但以 40~49 岁最多见。乳腺癌则以 40~60 岁为好发年龄。胃癌最常见于 41~60 岁的中年人。血癌中慢性白血病多见于中、老年人，而急性白血病多发生于儿童和青少年。所以说癌症并不是老年人的"专利"，人人都应保持警惕。

49 癌症遗传吗？

不少人都注意到，有的家族几代人都死于同一种癌症，因此人们自然而然心中存有疑问：癌症会遗传吗？上一代人患癌症，下一代患癌症的概率是多少？如果癌症是遗传性疾病的话，那么如何看待环境的作用？有遗传可能的人，如何及早地采取预防措施？等等。

科学家经过长期探索与研究，现在较一致的看法是，癌症主要是由环境因素引起的，但遗传也起着一定的作用，尤其是某些种类的癌症，遗传可能还起着关键的作用。这是因为有的人（或有的家族）在他们机体的细胞内存在着肿瘤敏感基因，这种基因也就可能通过父母双方生殖细胞染色体的结合，传递给新的个体（子女）。因此子女的细胞中也就会有了这种肿瘤敏感基因，一旦"条件"合适，这类基因被激活，就会引起细胞不受控制地增殖，最终导致癌症的发生。现在比较肯定乳腺癌、结肠癌、肺癌、成视网膜细胞瘤（即视网膜母细胞瘤）、白血病等都属于有一定遗传倾向的肿瘤。例如某女士的母亲或姐妹患有乳腺癌，她本人患乳腺癌的风险比一般女性高 3 倍。另外，如果一个女士的母亲或外祖母在绝经前曾患有双侧乳腺癌，那么该女士一生中罹患癌症的风险可以高达 50%（据科学家调查，认定普通妇女一生中患乳腺癌的平均风险约为9%），她在 50 岁时患乳腺癌的风险为 10%。如果一个妇女的母亲或外祖母绝经后患有单侧乳腺癌，那么此妇女一生患乳腺癌的风险为 16%。同样，据遗传学家研究，如果父母亲一方有结肠癌，其子女有 50% 的可能性也会罹患同一种癌症。

但是，要指出的是，癌症发生是多因素的，譬如乳腺癌，除了上述遗传倾向性外，下列因素也十分重要。

（1）饮食因素，即高脂肪饮食，这在动物实验中得到证明，即喂以高脂肪食物的大鼠或小鼠，比喂以低脂肪食物的大鼠或小鼠，其乳腺癌发生率要高得多。

（2）独身、不哺乳、肥胖、多次 X 线照射等。

（3）内分泌紊乱，包括甲状腺功能低下、糖尿病等。

因此对于有癌症遗传家族史者应注意饮食，要定时进行体检，要定期向医生进行咨询，这样方可将发生癌症的风险降至最低。

 50 什么是表观遗传学？

讲什么是表观遗传学之前，首先讲一下什么是经典的遗传学。

遗传学是研究生物遗传物质及其变化规律和外在表现的科学。遗传学与医学结合形成了医学遗传学，它研究疾病产生的遗传机制、遗传方式、患者表现及其诊治与预防的策略和措施。而肿瘤遗传学则是研究肿瘤中的遗传物质及其变化与肿瘤发生、发展的关系，以及针对这些改变采取有效的防治策略及措施的科学。

自人们发现 DNA 及其重要功能以来，一直认为细胞中的基因组 DNA 决定着生物体的全部表型（即个体的性状，包括外表、行为特征）。后来科学家发现，事情并非完全如此，即在 DNA 及其序列没有发生改变的情况下，基因功能也可发生可遗传的变化，而且最终导致了表型的改变，这就是科学家讲的表观遗传效应。因此当前科学家认为基因组含有两类遗传信息，一类是传统意义上的遗传信息，即基因组 DNA 序列所提供的遗传信息；另一类是表观遗传学信息，即基因组 DNA 的修饰，也就是说，在 DNA 序列不改变的情况下，通过 DNA 自我化学修饰，包括 DNA 的甲基化、组蛋白的甲基化和乙酰化修饰等事件，在转录水平上使得基因表达有所改变。因此也就可以认为，肿瘤的形成不完全由 DNA 改变所引起。有的科学家认为，在肿瘤发生原因上，遗传与表观遗传发挥着同样重要的作用。

51　什么是 RNA 干扰？

前面我们曾讲到什么是 DNA，它是脱氧核糖核酸的英文缩写，是细胞的遗传信息载体。而 RNA 是核糖核酸的英文缩写，它是基因的产物，主要的作用是传递遗传信息。科学家证明遗传信息是按照 DNA→RNA→蛋白质方向流动的。从 DNA→RNA 的过程称为转录，从 RNA→蛋白质的过程称为翻译。整个程序称为中心法则。但是后来科学家证明 RNA 也可以作为模板合成 DNA，这称为逆向转录。

细胞中的 RNA 有好几种，其中之一称为信使 RNA，缩写为 mRNA，它可携带基因的全部信息。近年来科学家证明，把与 mRNA 对应的正义和反义 RNA（与靶核酸链互补的 RNA 分子）组成双链 RNA 导入细胞中，可以使 mRNA 发生降解，导致与其相应的基因沉默，也就是使得 DNA 不能表达，或者更通俗地说，令它不能传递遗传信息。科学家将这一现象称为 RNA 干扰（RNAi）。

RNAi 技术有多方面的用处，在肿瘤研究中，我们可以针对某

种肿瘤的相关基因变异，设计出干扰片段，特异地抑制变异的
mRNA 表达，从而也就可以抑制癌细胞的蛋白质合成，使得癌细胞
不能增殖，从而达到治疗癌症的目的。但是迄今有关 RNAi 大多还
只是体外的实验工作，要用到临床的癌症治疗还有许多技术问题尚
待解决。另外，我们说过，癌症的形成往往要有多个癌基因与抑癌
基因的参与，如何能同时进行 RNA 干扰，显然也是一大技术障碍。
相信随着研究的深入，最终可以设计出较完善的、适于体内运用的
RNA 干扰技术，用于体内癌症的治疗。

 52 什么是端粒与端粒酶？

　　端粒是染色体两臂末端的特化帽状结构，主要由 DNA 和蛋白
质组成。它的功能在于防止基因组 DNA 降解，防止染色体末端融
合，从而保护染色体末端的完整性。

　　但端粒随细胞分裂次数的增加及年龄增长而逐渐缩短，当缩短
到一定程度时，细胞便不能再分裂增殖，进入衰老过程，并趋向死
亡。这就是"端粒钟学说"或"有丝分裂钟学说"。正因为发现端
粒及端粒酶的作用，美国科学家伊丽莎白·布莱克本、卡罗尔·格
雷德和杰克·绍斯塔克荣膺 2009 诺贝尔生理学/医学奖。

　　肿瘤细胞染色体的末端也是有端粒的，但肿瘤细胞中含有一种
特殊的成分，称为端粒酶。它由 RNA 和蛋白质组成，属于一种核
糖核蛋白。端粒酶可以以自身的 RNA 为模板，合成端粒 DNA。因
此肿瘤细胞的端粒不会因细胞分裂而缩短，也因此肿瘤细胞可以不
断分裂与增殖，成为"永生化"的细胞。因此，对端粒与端粒酶的

不断深入研究，一方面可以揭示肿瘤细胞某些细胞生物学行为的本质，同时可以找到阻止肿瘤细胞永不休止分裂的途径，譬如，当前科学家们正努力开发端粒酶抑制剂，或是端粒酶蛋白抗体，从而找到治疗癌症的办法。

53 肺癌是怎样发生的？

　　肺癌是全球最常见的恶性肿瘤。据世界卫生组织（WHO）国际癌症研究中心资料，当前全球每年新增病例约120万，并且它的发病率与死亡率还继续不断地攀升。一般说来，城市的发病率与死亡率高于农村，大城市的发病率与死亡率高于中小城市。例如北京市2010年男性位居肺癌发病率第一位，女性居第二位，2001年至2010年北京市肺癌发病率增长了大约56%，全市新发癌症中有五分之一为肺癌，其中男女比例为160比100。死亡率构成比大约为28%，也就是说每4个恶性肿瘤患者中至少有一名死于肺癌。又如上海市近10年肺癌的发病率增加了6倍。肺癌已成为恶性肿瘤发病率与死亡率"排名榜"的第一位。

　　据流行病学与临床研究，肺癌的发生主要与下列因素有关：①吸烟：据研究，85%的肺癌是吸烟引起的。其原因以及可以引发的肿瘤我们已在前面讲过了。值得注意的是，吸烟指数大于400的烟民，更是属于肺癌的超高危人群。什么是吸烟指数呢？它是指每天吸烟的支数乘以吸烟的年数。譬如一位烟民每天吸烟一包，并且长达20年，其吸烟指数是20（支）×20（年）= 400。②电离辐射：其中最明显的例子是在日本原子弹爆炸的受害者中，肺癌发病数比普通人群高得多。又如以前在我国云南锡矿坑下作业工人的肺癌发病率比不在坑下作业者高出近 14 倍。其原因便是锡矿内存在一种称为氡（Rn）的放射性元素。氡衰变后产生了子体，其微粒被吸入肺部后，因电离辐射损伤肺泡细胞，并导致细胞癌变。③大气污染：大气污染源有很多，大多数工业城市的空气中常含有多种致癌物质，最多见的是苯并芘类的多环芳烃化合物，此外，雾霾中的微粒也可能含有致癌物。④某些职业因素：如橡胶、镍、石棉、萤石矿等职业工人长年接触与吸入粉尘，其中常含有高含量的砷，而砷是一种十分明确的致癌物。

细胞的癌变多起源于支气管黏膜上皮，细胞在致癌因子的刺激下，可以发生突变。开始时常发生鳞状化生，然后开始异型增生，再发展成原位癌，直至侵袭性癌。与肺癌为主的相关癌基因和抑癌基因很多，至今尚未全部阐明。现认为与肺癌发生有关的基因包括 CCND1、erbB、m-myc、L-myc、p13k、ras 等。与之有关的抑癌基因有 Rb、p53、JNK4 等，其中有一个称为 p53 的基因与肺癌发生的关系比较明确。因此，有的医生把 p53 直接注射到肿瘤部位，观察到肿瘤缩小。

54 鼻咽癌是怎样发生的？

在我们的鼻腔后面，有一个红枣大小的腔道，称为鼻咽腔。由此处黏膜上皮细胞恶变形成的肿瘤即鼻咽癌。

非常令人费思的是，世界上几乎 80% 的鼻咽癌都发生在我国。而我国鼻咽癌则多见于广东、广西、湖南、福建、江西和浙江 6

省，其中又以广东的肇庆、佛山、广州和广西的梧州发病率最高，形成一个"高发中心"，男性达 10 万分之 30 以上，女性超过 10 万分之 15。因此，有人将鼻咽癌称为"广州癌"或"广东癌"。

为什么此地区的人群易患鼻咽癌？也就是说为什么这些地区人群的鼻黏膜上皮细胞易发生癌变，至今仍未彻底阐明。大致与下述因素有关：①与 EB 病毒的感染有关，因为患者的细胞中存在有鼻咽癌易感基因，EB 病毒的入侵，使得它们发生突变，于是细胞生长失去控制。②与化学致癌物亚硝胺有关，因为此地区的人喜欢吃咸鱼、腌肉、腌菜，而这类食物中所含的亚硝胺物质，尤其是一种称为二亚硝基哌嗪的物质特别高。此外，还可能与某些有致癌性的微量元素有关，例如此地区的饮用水或是食物中所含镍往往较高，而所含硒又较低。这都可能促使癌的形成。③与种族及家族的遗传易感性有关，因为侨居国外的广东人鼻咽癌发病率仍较高。此外曾有报道，有一家族三代人中竟有 10 人患有癌症，其中 9 人为鼻咽癌。曾益新院士发现了与我国南方鼻咽癌高发密切相关的三个变异基因，即 TNFRSF19、MDS1EVI1 和 CDKN2A/2B，这对于深入而全面了解鼻咽癌发病的分子机制提供了有力的理论基础，也可能为鼻咽癌的分子个体化治疗提供靶标。

由此可见，鼻咽癌的病因颇为复杂。从细胞生物学角度看，EB 病毒可能是主要原因，它引起细胞内基因的突变，然后化学致癌物致癌，微量元素起着助纣为虐，推波助澜的作用。最终使得细胞发生恶性改变。

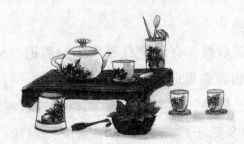

肝癌是怎样发生的？

除了鼻咽癌以外，我国也是原发性肝癌发病患者最多的国家，多发于东南沿海及东北吉林等地区。由于肝癌早期症状不明显，癌细胞增殖又很快，所以肿瘤发展极为迅速，往往确诊时已届中晚期，死亡率很高。世界卫生组织将它定为十大恶性肿瘤之一。人们也称它为"癌中之王"或"王中之癌"，可见其恶性程度之高以及危险之大。

按肝癌发生的来源细胞，可分为三大类。一是由肝细胞癌变而来，称肝细胞癌，是肝癌中最多见的类型。一是胆管上皮癌，这是由肝内胆管上皮细胞癌变而来，多为腺癌。一是混合型肝癌，即在癌组织中既有肝细胞癌又有胆管上皮细胞癌成分。

肝癌的病因比较复杂，据现有的科学证据，医生们认为肝癌的发生与下列因素有关：①肝炎病毒感染：其中主要的是乙型肝炎病毒（HBV）和丙型肝炎病毒（HCV）的感染。②黄曲霉毒素 B_1（AFB_1）：这常由玉米、花生被黄曲霉菌污染所产生，并为人们所摄入。③某些化学致癌物：其中常见的是亚硝胺类和偶氮苯类物质。流行病学家已从某些高发区居民的食物中分离到这些物质。④长期酗酒：因为持续的酒精摄入可以损伤肝细胞，并使肝脏逐渐形成硬化，而肝硬化最终常发展成肝癌。⑤缺乏某些微量元素：流行病学调查表明，环境中，尤其食物中硒缺乏的地区，肝癌发病率升高。同时，动物实验证明，补充硒可以降低肝癌的发病率。除硒之外，与钼、锰、铁也都有一定的关系。⑥遗传：统计学表明，肝癌的发生有家族聚集现象，表明与血缘有一定的关系，其中近亲中的发病率又高于远亲。

但不论是何种致癌因子，它们最终都要通过细胞的过度增殖而导致细胞失去分裂的控制，而这种细胞行为的改变都与细胞中某些原癌基因激活有关。科学家已证明，在肝细胞癌中有多个基因发生了突变，成为了癌基因，其中最主要的有突变型的 p53、突变型 p21、N-ras、C-myc、TGFα、C-ets-2、EGFR、IGF-Ⅱ、IGF-Ⅱ变体、CSF-1 受体、C-erb-2、CCND1、mdm2、MMP-2、ICAM-1 等。贺福初院士证明，IP36.22 是一个新发现的肝癌易感基因区域。不言而喻，检查这些癌基因的表达状态（即它们的活化程度），如基因芯片的检查，可以协助癌症的诊断。上海钦伦秀等发现，肝癌细胞中染色体 8p 缺失与肝癌转移有关。同样，若能抑制这些癌基因的表达，可以控制癌症的发展，这也正是癌症治疗的研究热点与方向之一。

56 乳腺癌是怎样发生的？

据世界卫生组织统计，全球每年因乳腺癌而死亡的人数为 45.8 万，主要集中在中低收入的国家。

这些年来，乳腺癌发病率在我国逐年增高，尤其是北京、上海、天津、广州等大城市，年发病率高达 45/10 万人。据知，当前我国乳腺癌患者人数已高达 47 万之众。它已替代子宫癌成为女性最常见的恶性肿瘤，真正成为"红颜杀手"。

乳腺癌主要发生于青春期以后的女性，年龄为 35～55 岁，以 45～50 岁为发病高峰，约占全部患者的 95%。患者就诊年龄平均为 48.7 岁，比西方白种人群早 10 年。

乳腺癌的发生与下述诸多因素有关：①内分泌激素：主要是雌激素的作用。更年期女性卵巢功能减退，垂体前叶活动加强，使肾上腺皮质产生过多的雌激素。科学家证明在雌激素中，雌酮有明显的致癌作用。此外，独身比结婚者、不育比生育者、较晚生育（35岁之后）比适龄生育者（24～30岁）、产后人工喂养比母乳喂养者，均是前者比后者的发病率高，而这些都与性激素变化有关。②遗传因素：家系调查显示，乳腺癌常有"家族性聚集"现象，即在一个家族中有多个人罹患乳腺癌，而且乳腺癌的亲属和正常妇女的亲属相比，前者乳腺癌发生率为后者的 3～4 倍。又如一个妇女的母亲和外祖母在绝经前曾患有双侧乳腺癌，那么这个妇女一生中得癌症的风险可以高达 50%。③饮食因素：研究表明，高脂肪、高热量食物的摄入量与乳腺癌发病呈正相关，而食用素食、蔬菜、低蛋白、低脂肪者，她们的乳腺癌发病率要比前者低得多。④电离辐射：多次胸部透视或胸片检查，或长期、多次、大量暴露于电离辐射均可引起乳腺癌的发生。⑤乳房的某些疾病，如囊性小叶增生、导管内乳头状瘤、乳腺小手术导致乳腺导管不通畅均可引发乳腺癌。

乳腺癌类型很多，根据组织发生和形态结构将其分为三大类，即导管癌、小叶癌和特异性癌，也就是说它们的组织和细胞来源是不同的。现已有较多证据表明乳腺癌的发生、发展、转移、复发等过程与多个癌基因有关，其中与 HER-2/neu（c-erbB-2）关系密切。HER-2 属于人类表皮生长因子受体家族第二个成员。该基因异常扩增，使得一种称为 P185 的蛋白质过表达，于是细胞发生不可控制的增殖，并最终导致癌的形成。除此之外，还与 P13k、CCND1 过分激活以及 BRCA1、BRCA2、p53、Rb 抑癌基因失活有关。最近有报道，美国好莱坞最著名的女演员安吉丽娜·朱莉因 BRCA1 基因有缺陷，她罹患乳腺癌的风险为87%，罹患卵巢癌的风险为50%，而且她母亲56岁便死于癌症。因此年仅37岁的她，毅然决然地施行了预防性的双侧乳腺切除，以降低乳腺癌的风险（据估计她今后发生乳腺癌的风险已下降至5%），不希望自己一直生活在癌症的阴影之下。当然，对是否要施行手术这样的做法，医生们还是有不同看法的。但多数医生认为，及时的基因检测和预防性治疗是有益的。

 57 子宫颈癌是怎样发生的？

子宫颈位于子宫下端，呈细而长的圆柱状，成人子宫颈长2.5~3厘米。长在此部位的恶性肿瘤称为子宫颈癌，常简称为宫颈癌。每年全球有52.9万新发子宫颈癌病例，约有20万人死于该癌症，其中90%以上来自发展中国家。在我国的女性恶性肿瘤中，子宫颈癌的发病率仅次于乳腺癌而居第二位，每年新发病例约7.5万。好发年龄在40~60岁，平均年龄50岁。据知，我国每天有93名女性因子宫颈癌去世。更不幸的是，近年来出现患者年龄逐年年轻化的趋势。

子宫颈癌的发生主要与一种称为人乳头瘤病毒（HPV）的感染有关。该病毒的DNA可以整合至宿主细胞基因组内，引起子宫颈上皮细胞突变，并因此发生恶性转化。科学家研究表明，99.9%以上的子宫颈癌病人都有HPV的感染，尤其是其中的HPV16型，其次是6、11、18、31和45型（HPV共有70多种类型）。但专家发现，引起中国女性宫颈癌的86%是HPV16或HPV18。HPV的致癌作用最早是由一位叫豪森（Harald zur Hausen）的科学家发现并证明的，他因此获 2008 年生理学/医学诺贝尔奖。

除了 HPV 感染之外，子宫颈癌还与一些其他因素有关：①婚产因素：流行病学调查表明，早婚和过早有性行为的人患子宫颈癌的风险性升高，例如，16 岁之前就开始有性生活的妇女，其子宫颈癌发病率是 20 岁以后才有性生活者的 2 倍。又如，一生分娩 1~3 次者子宫颈癌发病率最低（110.38/10 万），分娩 4~6 次发病率逐渐增高（192.36/10 万），分娩 7 次以上者明显增高（377.52/10 万）。②性伴侣因素：调查指出，子宫颈的发病率与性伴侣数有一定相关性，譬如性伴侣在 3 个以上者的发病率比仅有一个性伴侣的要高，而有 10 个或更多性伴侣者较只有 1 个性伴侣者或没有性伴侣者的相对危险性高 3 倍以上。此外，若性伴侣患有包茎、包皮过长，则包皮中存有包皮垢，其中可能含有致癌物，这也与子宫颈癌的发生有关。犹太人一出生便要施行"割礼"，因此男性中极少有阴茎癌发生，女性的宫颈癌也极为罕见。③慢性宫颈病，如慢性子宫颈炎、子宫颈息肉、黏膜白斑与宫颈癌发生也有一定相关性。可能慢性炎症等这些疾病与细胞癌变有协同致癌作用。④吸烟：已证明烟草中的尼古丁具有致癌作用，而尼古丁可在子宫颈癌黏液中检测出来。所以，吸烟虽然不属于子宫颈癌的一个单独危险因素，但它与其他致癌因素有协同作用，尤其是长期重度吸烟的女性，它的致癌作用是不能排除的。

子宫颈癌的发生和发展有一个渐进的过程，起先是子宫颈上皮细胞呈轻度不典型增生，再到中度与重度增生，然后发展至原位癌，早期浸润癌到侵袭性癌，这一发展过程一般需要 5~10 年，甚至 20 年。因此，如年轻时感染病毒，多在 40 多岁发病。其实宫颈癌早期发现还是很容易的，只要做一个细胞涂片检查，90% 以上的人便可确定是否有细胞异常。此时采取预防或治疗措施都极为有效。

胃癌是怎样发生的？

　　胃癌是最常见恶性肿瘤之一，发病率在全球居第 4 位，死亡率居第 2 位。每年新增病例 98.9 万例，其中死亡达 73.8 万例。同样，胃癌也是我国最常见的恶性肿瘤，占所有癌症发病人数以及死亡人数的第 2 位或第 1 位。在我国每年约有 40 万新发病例，死亡人数约 30 万，其中以西北部地区，尤其甘肃省发病率最高，其次为上海、江苏、青海等省市。而中南及西南地区，譬如云南省的发病率较低。据最新资料，在北京市男性和女性恶性肿瘤新发病的病例中，胃癌分别属于第 4 位和第 6 位，发病高峰年龄为 41～60 岁。据统计，该年龄段的患者约占全部胃癌发病率的 2/3。年龄小于 40 岁者约占 1/4。但据人文发展指数研究，到 2030 年全球胃癌发病率将以 2.5% 速率下降。

　　胃癌的发病是一个多阶段、多步骤的过程，与多种因素有关。归结起来，下列这些因素与之有密切的关系。

　　（1）幽门螺杆菌（Hp）的感染：它们可以引起胃黏膜炎症反应，胃液维生素 C 含量降低，继而导致萎缩性胃炎。而萎缩性胃炎属于一种癌前病变。部分病人（大约 10%）可发展成为胃癌。但要指出的是，据流行病学调查，在成人中几乎 50% 以上的人都存在 Hp 的感染，但并不是都发展成胃癌。因此，还有其他因素在起着促进或抑制作用。

　　（2）遗传因素：研究证明，家族中有胃癌或其他消化道癌症者，则该个体罹患胃癌的概率较高。

　　（3）若个体以往有过慢性胃溃疡、胃息肉、萎缩性胃炎等胃病，则他们也属于胃癌的高危人群。

（4）出生于胃癌高发区或曾在高发区长期生活者，则他们罹患胃癌的概率也随之增高。

（5）喜过咸食物，尤其是腌制品和熏制食品。

（6）长期酗酒和重度吸烟。

（7）很少吃新鲜水果和青菜。

（8）长期抑郁或精神受创伤。

分子细胞生物学研究揭示，胃癌发生与多个癌基因与抑癌基因有关，其中最主要的有下列这些基因：

（1）p53：这是一个抑癌基因，当它失活时，常可导致多种肿瘤形成，其中包括胃癌。与 p53 密切相关的基因是 p21 基因，它的失活也可导致胃癌的形成。

（2）C-erb-B2 基因：它是调控细胞增殖与分化的主要基因之一，当它表达增高时，细胞往往失去增殖的控制。

（3）nm23 基因：这也是一个抑癌基因，尤其可以抑制癌的转移。当 nm23 失活时，不但会导致胃癌的产生，而且癌细胞更易发生转移。

（4）其他与胃癌发生有关的基因还包括 TBR Ⅱ、P13k 等，它们的异常均可导致胃癌的形成。

胃癌主要是由胃腺颈部的干细胞增殖异常导致的。这种干细胞生长、修复、再生都十分活跃。在受到上述致癌因子作用时，可引发基因改变，即癌基因的激活或是抑癌基因的失活。于是它们的生长、分裂便失去控制，逐渐形成了癌症。

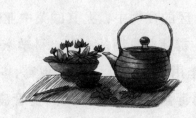

食管癌是怎样发生的?

食管又称食道，是连接咽部与胃的一段管状器官，上接咽，下通胃。成人的食管长约 25 厘米。长于此处的恶性肿瘤即食管癌。祖国医学多将其归于膈食病或噎膈症范畴。患者早期吞咽食物时常有轻微哽噎感。有的病人还可感到咽部或胸骨后疼痛，随着病情发展表现为吞咽困难。河北、山西、河南三省交界地区是我国食管癌的高发区，尤其是河南林州市食管癌的发病率和死亡率均居于世界前列。

食管癌的成因比较复杂，迄今难以定论是何种因素起着最为关键的作用，但现已很明确与下列各种因素密切相关。

（1）亚硝胺：在自然环境中，尤其在地面水和地下水中都存在硝酸盐离子。此外，工业和农业产生的污水，也存在硝酸盐离子。一旦硝酸盐还原成亚硝酸盐，它们与胺类物质结合即可转化成强致癌物——亚硝胺。此外，亚硝酸盐也是一种常用的食品添加剂，它一方面可以抑制某些细菌的生长，同时也可使肉色鲜美，因此常被用于腌制食品，如火腿、香肠、腊肠、午餐肉、熏鱼等。另外，香烟的烟雾中也含有亚硝胺，很容易溶于唾液而进入体内。迄今已有不少动物实验证明，亚硝胺能引起多种动物，其中包括大鼠、鸡、猪等不同器官的肿瘤，尤其是肝癌与食管癌。流行病学调查也揭示，我国食管癌高发区的食物中，尤其酸菜中亚硝胺含量很高。

（2）霉菌毒素：霉菌属真菌的一类。科学家实验证明，某些真菌的产物具有致癌作用，其中互隔交链孢霉，串珠镰刀菌、黑曲菌、念珠菌等产生的毒素可以诱发大鼠的食管癌和前胃癌。此外，科学家调查表明，食用霉变食物与食管癌发病呈正相关。

（3）营养与微量元素缺乏：流行病学调查表明，饮食中缺乏多种维生素，如维生素 A、维生素 C、维生素 B_2 以及缺乏包括钼、锌、锰在内的微量元素与食管癌发病有关。更多研究证明，血硒水平较高的人群其食管癌的发病和死亡危险性显著低于血硒水平较低的人群。而且饮食中补充硒可以阻断食管细胞的非典型增生，从而可防止进一步发展成食管癌。

（4）吸烟与饮酒：前面已经讲过，烟雾中含有大量的亚硝胺，可以引起食管癌。有资料证明，每日吸 20 支以上的吸烟者死于食管癌的人数为不吸烟者的 3.4 倍。另外，由于乙醇有促癌作用，若一个人既吸烟又饮酒，则食管癌发生的可能性还会增高。经常酗酒者食管癌的发生率是普通人群的 25～30 倍。

（5）遗传因素：流行病学调查表明，食管癌的发生有较明显的家族聚集现象，譬如往往一家人有两位或两位以上的成员患食管癌，有阳性家族史者甚至高达 24%～61%。高发区的人群即使移居他乡，他们的发病率仍比当地人群高。

食管癌细胞来源于食管上皮，所以多为鳞状上皮细胞癌。癌症由细胞逐渐增生开始，先由轻度增生发展成中度增生，再形成重度非典型增生，然后成为原位癌，最终发展为侵袭性癌。正因为食管癌发生于食管黏膜，所以用一种双腔管带网气囊进行拉网式收集细胞。医生根据采集的细胞形态可以进行诊断。此外，也可采用内镜结合碘染色方法观察食管黏膜的改变，再结合病灶活检进行诊断。

食管细胞的癌变与诸多基因有关。中国医学科学院肿瘤研究所林东昕教授研究团队以近 1 万名中国人的基因为样本进行研究，确定出一个称为 CASP8 基因的变异。它与食管癌以及其他几种癌症的发生有关。最近林东昕团队又证明一个称为 SLC39A6 的基因也在食管癌的发生发展中起重要作用。王明荣教授等与多个国家和国内科学家合作，发现 PIK3CA、EGFR、ERBB4、XPO1、MTOR、FGTR 等基因突变与食管癌早期发生有关。此外，河南王立东教授也发现，人类第 10 号和第 20 号染色体上存在着 2 个食管癌易感基因，即 PLCE1 和 c20 或 54。与食管癌发生有关的基因还包括抑癌基因 p53 的突变或失活、癌基因 myc、CCND1 的激活等。

 60 大肠癌是怎样发生的？

大肠是消化道的下端，包括盲肠、阑尾、结肠、直肠和肛管，成人的大肠全长约 1.5 米。大肠癌主要发生于结肠和直肠，所以又分为结肠癌和直肠癌。根据最新发布的《2012 年中国肿瘤登记年报》，我国大肠癌发病率呈倍数增长，城市大肠癌发病率上升更为明显。不幸的是，我国大肠癌发病率很高，早诊率却很低，因此死亡率也就较高。每年新发病例 13 万~16 万，死亡人数 6 万~9 万。

从年龄看大肠癌大多发生于 40 岁以上的人群，尤其是老年人，但也发生于 30 岁以下的年轻人。

大肠癌的发生主要由于肠黏膜细胞的恶性改变，尤其是一种称为 Crypt 的细胞在癌症发生中起着很关键作用。Crypt 细胞属于大肠干细胞。当细胞中某些关键基因发生突变，则它们可能会发生不可控制的细胞增生。其中致细胞突变的关键基因包括 APC、bcl-2、c-myc、B-raf、p53、Smad2、Smad4、TBRII 等。

细胞以及基因为什么会突变呢？据医生们的观察和科学家的研究，主要与遗传和饮食因素有关，尤其是高脂肪饮食。当脂肪分解后增加了大肠中胆汁酸和中性固醇的浓度，这些物质不但本身可刺激细胞增殖，而且可以改变大肠中菌群的组成。这些物质在大肠菌群的作用下，经过化学变化可成为致癌物。除了高脂肪饮食外，食物中缺乏纤维素也是一个促癌因素。因为粪便中存在一定量的纤维素可以增加粪便量，易将那些致癌成分与促癌因素排除出体内，从而减少致癌物和促癌物对肠黏膜细胞的不良刺激。所以在那些以素食为主的非洲人中，大肠癌发病率很低。相反，欧美人大肠癌发病率较高。

有两种家族性大肠息肉综合征的患者比较容易转变为大肠癌，即家族性腺瘤样息肉病和 Gardner 综合征（患者常有多发性结肠腺瘤样息肉、头颅骨瘤、多发性上皮样囊肿、皮肤和其他部位的软组织肿瘤）。因此，有这类家族性疾病的患者应保持高度警惕，必要时做彻底的息肉切除。

此外，经常有便血、大便习惯改变（如排便次数改变、大便性状改变、便秘与腹泻交替等）、腹痛、进行性贫血者更应去医院及时检查。

61 视网膜母细胞瘤是怎样发生的？

视网膜母细胞瘤又称为视网膜细胞瘤，是最多见的眼内肿瘤，占眼内肿瘤的 90% 左右。该肿瘤高度恶性，多发生于 3 岁以下的儿童，大约 2 万个儿童中有 1 例，占儿童恶性肿瘤的 8%～10%，死亡率的 15%，但 6 岁以上的小儿很少见，偶见于成年人。患者早期即出现失明、瞳孔散大，并出现黄白色的反射光，宛如猫眼在黑夜中发出的光，所以又称"猫眼症"或"黑矇猫眼"。随着癌症的发展，多数患者发生单侧视力障碍、斜视，眼压升高，眼球震颤，单侧牛眼，出现眼红、疼痛等。如不及时治疗，很快会夺去患儿生命。

该肿瘤分遗传型和散发型两大类。在遗传型中，通常双眼发生多发性肿瘤，而非遗传型发生单个肿瘤，只是单眼发病。不论遗传型或散发型的视网膜细胞瘤，均与肿瘤抑制基因 Rb 的缺失有关，在癌细胞中可检查出 Rb 基因 2 个拷贝均有缺陷。

目前对视网膜母细胞瘤尚无十分有效的预防方法。有高风险的家族成员要及早进行遗传咨询。治疗多依据眼科及全身情况选择眼球摘除手术，或是化疗，或是放疗。

62 白血病是怎样发生的？

白血病是造血器官内的某一类血细胞发生恶变，并无控制增殖所形成的血液系统恶性肿瘤。按细胞类型常见的有粒细胞白血病、淋巴细胞白血病、单核细胞白血病等。另外，按细胞不成熟程度和病理，则可分为急性白血病和慢性白血病两大类。急性白血病患者的骨髓和外周血中，主要为原始和早期阶段的幼稚白细胞，自然病程通常只有数月。慢性白血病患者的骨髓和外周血中，则主要为成熟的白细胞和幼稚的白细胞，自然病程通常为数年。

白血病病因未完全明了，与下列因素有关：①遗传：如单卵双胎中若有一人患白血病，其同胞在 1 年内有 20% 的可能性也将罹患白血病。另外，某些有染色体遗传的先天性疾病，如先天愚型（又称唐氏综合征），其发生急性白血病的概率是普通人群的20倍。

②射线：电离辐射可引起白血病有许多证据，例如在二战中，日本广岛、长崎遭到原子弹的袭击，幸存者白血病的发病率急剧升高。离爆炸中心 1000～1500 米处的发病率是未受爆炸影响人群的 22 倍。另外，即使 20 年后，广岛、长崎两地的发病率仍然比日本其他地区高。③病毒：虽然目前仍无病毒引起人类白血病的直接证据，但已证实病毒可引起禽类、小鼠、猫等动物的白血病。另外，从培养的成人白血病细胞中也曾分离到病毒。④化学物质：现已证明，不少化学物质，如苯制剂、烷化剂等可以诱发动物的白血病。另外，长期接触诸如苯、甲苯等的人群，白血病的发病率为正常人群的2～3 倍。

分子细胞生物学的研究揭示，白血病的发生与诸多的癌基因的激活或抑癌基因的失活有关。如癌基因 ab1 的激活与慢性髓细胞白血病及急性淋巴细胞白血病有关。抑癌基因 p53、JNK4 的失活也与白血病的发生有关。此外，细胞遗传学的研究揭示，白血病细胞往往发生染色体易位，产生新的基因与融合蛋白，如在急性早幼粒白血病（简称 APL）中有称为 PML/RARα 的融合基因，在慢性粒细胞型白血病（简称 CML）中产生 BCR/ABL 的融合基因。因此，这种融合基因即可成为治疗的靶标。王振义、陈竺、陈赛娟院士正是利用砷剂可以降解 PML/RARα 融合蛋白的机制，使得 APL 的治疗取得很好的疗效。同样，伊马替尼（也称格列卫）可以阻断 BCR/ABL 的活性，也使得 CML 的治愈率达到 80% 以上。相信随着分子细胞生物以及分子与细胞遗传学的深入研究，人们可以创造出更多、更特异的分子靶标药物，将大大提高包括白血病在内的癌症治疗水平。

淋巴瘤是怎样发生的？

淋巴瘤是起源于淋巴组织的恶性肿瘤，可分为霍奇金淋巴瘤和非霍奇金淋巴瘤两大类。大多数病例的肿瘤起源于一组淋巴结或结外某一器官，而后累及其他淋巴结或结外器官。但也有少数病人呈多中心恶性增生，于疾病早期即可布及全身，譬如肺、骨、皮肤、胃肠道、睾丸和脑。在我国，淋巴瘤的发病率为 3~4.5/10 万人，居恶性肿瘤的第 11~14 位。但近年来，淋巴瘤的发生有增加的趋势，我国不少名人也因淋巴瘤而去世。

淋巴瘤的病因迄今仍未完全阐明，可能与下列因素有关：①病毒感染：比较明确的是一种称为伯基特的淋巴瘤，它的发生与 EB 病毒感染有关。此外，动物实验证实，疱疹病毒可以诱发禽类、小鼠、猫和兔等动物的淋巴组织恶变。②免疫缺陷：统计学表明，无论先天性或后天性免疫缺陷的人群，淋巴瘤的发病率均明显高于一般正常人。所以艾滋病患者中，淋巴瘤尤其是非霍奇金淋巴瘤发病率也较高。③某些药物：据报道，长期应用苯妥英钠、马利兰等药物可以导致淋巴瘤的发生。④基因与染色体的改变：其中包括基因重排以及染色体畸变。据细胞遗传学分析，大约 90% 的病例均出现染色体方面的异常。使淋巴瘤发生最常见的激活的癌基因包括 CCNDI（主要是 B 细胞淋巴瘤）、m-myc（伯基特淋巴瘤）、bcl-2（滤泡性 B 细胞淋巴瘤）。使淋巴瘤发生最常见的失活抑癌基因包括 JNK4、p53 等。由于一方面癌基因的激活，另一方面抑癌基因的失活（或是缺失），淋巴祖细胞一方面不趋向分化，另一方面大量分裂形成了不可控制的增殖，形成了淋巴瘤。

虽然迄今没有确凿证据，说明霍奇金病有传染性，但也有报道称，霍奇金病病人的兄弟姊妹患该病的危险性增加。此外，在密切接触霍奇金病病人者以及医护人员中，该病的发病率明显增高。因此对它的传染性还是保持警惕为好。

64 肾癌是怎样发生的？

肾脏，也就是人们俗称的"腰子"，位于脊柱两侧，在第十二胸椎和第三腰椎之间，是人体过滤排泄代谢废物、维持体内电解质平衡的器官。发生于肾脏的恶性肿瘤称为肾癌。

肾癌分原发性和继发性两种。继发性肾癌为其他组织的癌症转移所致。原发性肾癌则有多种，主要包括肾母细胞癌、肾实质腺癌和肾盂癌。肾母细胞癌多见于儿童，其余的肾癌多见于成人，以50~70岁多见，男性多于女性。据最新统计，目前我国男性肾癌的发病率为4.7/10万，女性为3/10万，其已成为泌尿系统第二大肿瘤，而且每年还以2.5%的速度递增，成为我国增速最快的癌症之一。

肾癌的发病与下列诸方面的因素有关：①化学致癌物：一些化学致癌物通过肾脏排泄时可引起肾癌。从事石油、皮革、石棉等工作的人发病率较高。另外，与镉、铅、钍接触多的人发病率也较高。②吸烟：吸烟人群的发病率是不吸烟者的两倍。吸烟时间越久，吸烟量越大，发病率也越高。③药物：长期服用非那西丁等解热镇痛药、激素类药物者发病率较高。④遗传：约40%的肾母细胞瘤是遗传性的。⑤过度肥胖、高胆固醇血症、动脉粥样硬化、糖尿病与肾癌发生有一定关系。

肾癌的典型症状包括血尿、腰痛和腰腹部肿块。患者多因这三大症状去就医。但是当出现这三大症状时，肾癌往往已进入晚期。所以医生常建议年过 40 者，尤其是男性，应每年进行 B 超检查。对于那些有肾癌家族史者、有上面提到的那些风险物质暴露者，以及患有与肾癌有一定相关性疾病者更应定期检查。

肾癌的细胞来源多为泌尿小管上皮，常与抑癌基因 VHL、WTI 失活以及癌基因 raf、MET 激活有关。因此除了肾癌的常用治疗途径外，针对癌基因的靶向治疗药物，如索拉非尼、飞尼妥等，不但可以直接抑制癌细胞的生长，而且可以抑制肿瘤血管的形成，有较好的疗效。

65 膀胱癌是怎样发生的？

在我国，膀胱癌发病率居泌尿系肿瘤的首位，占 60% 以上。膀胱癌好发于男性，男性发病率高于女性 3~4 倍，以 51~70 岁为最高，约占全部膀胱癌的 58%，但也可见于青少年的病例。总体说来，城市的发病率高于农村，约为农村的 2 倍。据统计，我国以上海和天津的发病率与死亡率最高。

膀胱癌的发生与多种因素有关。比较肯定的病因有：①化学致癌物：尤其是与 β-萘胺（2-萘胺）、α-萘胺（1-萘胺）、联苯胺以及 4-氨基联苯等的长期接触。此外，偶氮染料以及亚硝胺类也有致膀胱癌的作用。②内源性色氨酸代谢异常：小鼠实验证明，色氨酸代谢障碍产生的邻羟基酚类物质，可以诱发膀胱癌的发生。③吸烟：

据流行病学调查，50%的男性与33%的女性膀胱癌患者有吸烟史。每日吸烟10支以上者，膀胱癌的发生概率比不吸烟者高2~4倍。④药物：某些药物与膀胱癌发生有关。据报道，长期服用非那西丁、环磷酰胺可引发膀胱癌。⑤膀胱内的慢性刺激，诸如膀胱内血吸虫卵的刺激、膀胱结石以及膀胱炎等。

膀胱肿瘤大多数来源于膀胱上皮，少数来自间叶组织，如纤维组织和肌组织。多数病例可检测到激活的癌基因，如CCND1癌基因，或失活的抑癌基因，如Rb基因。为了预防膀胱癌的发生，应避免与致癌因子的接触，切忌长期服用某些药物以及及时清除那些刺激性因素，如彻底治疗膀胱炎、结石、寄生虫病等。

66 胰腺癌是怎样发生的？

胰脏是位于腹膜后的一个狭长器官，长15~18厘米，重60~100克，分头、体、尾三部分。其前面是胃，后面是主动脉、下腔静脉。虽然我国胰腺癌发病率不如西方那么高，但近年来有上升趋势。该肿瘤好发于35~60岁，男性高于女性，约2：1。75岁以上的男性发病率比一般人高8~10倍。胰腺癌的发生以胰头癌最多见，占60%~80%，它常常压迫胆总管而阻塞胆汁的流出，逐渐加重可导致发生黄疸。

迄今有关胰腺癌的确切病因尚不十分清楚，临床资料和流行病学分析表明与下列因素有关：①吸烟：吸烟人群中，胰腺癌的发病率比不吸烟者高2倍，同时发病的平均年龄比不吸烟者年轻10~15岁。②饮食：有人提出过量脂肪的摄入和长期饮用咖啡者，该肿瘤发生率明显提高，但这一假说尚有待证实。③糖尿病可能与胰腺癌发生有关，因为在糖尿病患者中，胰腺癌的发病率为正常人的2倍。④慢性胰腺炎、胰腺结石、胆结石对胰腺的刺激。⑤遗传因素：据调查有家族史者比一般人群的发病率高。此外，发病年龄也比散发发病者提前。

胰腺癌主要由不同分化程度的导管样结构构成，腺管多不规则，呈分支状，上皮多为假复层，细胞多呈异型性，癌细胞核极向消失，有实性癌巢形成，也可有少量黏液。与胰腺癌发生有关的癌基因包括 akt、rask、c-myc 等。同样也与抑癌基因失活有关，尤其是 Smad4 和 p53 等。

67 什么是脱屑细胞学？

人体大多数正常细胞都是要经历发生、生长、分化、成熟、衰老和死亡过程的。在这一过程中某些细胞会从组织或器官表面主动游离出来或是被动脱落下来，另外医生们也可以将它们刮取下来。癌组织中的癌细胞也同样经历相似的过程。观察与研究以这种方式脱落下来细胞的生物学性质，尤其是否有癌变或癌变可能性的一门科学，即称为脱屑细胞学。检查这些细胞的技术多用于女性生殖器官疾病，尤其是癌症的诊断，以及肺部恶性肿瘤、胃肠道肿瘤、泌尿道肿瘤、乳腺癌的诊断，也可以用于眼、耳、鼻、口、咽、喉的癌症诊断。

什么是巴氏染色法？

巴氏染色法是由希腊解剖学家与内科学家帕帕尼科拉（George N. Papanicolaou）创立的一种染色法，主要用于子宫颈癌的早期诊断。医生们用刮板自怀疑有细胞癌变的部位刮取表层脱落的细胞，将它们涂在载玻片上，然后经过95％乙醇固定，再用哈里斯苏木精染色，以及经一些细胞技术处理便可在显微镜下观察，诊断细胞有无癌变。

什么是单克隆抗体？

大家知道，当外界微生物入侵人体内，或是异种蛋白质进入人体后，都会激起机体众多的与它们发生针锋相对的反应，其中之一就是由淋巴细胞产生一类与"入侵者"（科学家称之为抗原）结合、使之失活，或者干脆将其杀灭的物质。这类物质被称为抗体。一般来说，由免疫动物所得到的抗血清多为多克隆抗体。这种抗体的一个很大缺点是针对性不是很高，或者说缺乏特异性。后来，有两位科学家，即科勒（Köhler）和米尔斯坦（Milstein）用细胞培养与一种被称为细胞杂交瘤的技术得到了一种只针对抗原中某一特殊成分（科学家称之为抗原决定簇）的抗体，这就是单克隆抗体（简称单抗）。只针对某种肿瘤所产生的单克隆抗体，则称为肿瘤单克隆抗体。这种抗体特异性特别高。两位科学家也因此荣获1984 年诺贝尔生理学/医学奖。

如今，单克隆抗体在肿瘤的诊断、治疗中起着越来越重要的作用。如果将单克隆抗体与某种特殊的肿瘤标志物相交联，即可形成抗体-标记复合物。这样便可以将其用于肿瘤的诊断、显像与定位。同样若将单克隆抗体与抗肿瘤药物，或毒素，或放射性核素连接起来，则单抗便成为这些肿瘤杀伤物质的载体。将它们靶向地带到肿瘤部位，从而更特异、更高效地将癌组织或癌细胞摧毁。正因为单抗有这种特性，因此被人们称之为"生物导弹"。肿瘤单克隆抗体在个体化治疗中正起着越来越重要的作用。

70　什么是肿瘤标志物？

有些癌细胞可以产生或分泌某种特殊物质，如激素、蛋白质（包括酶）、细胞因子、多胺等，因此医生们常可以在癌症患者的血液或尿液中找到它们，测定它们的水平，从而知道癌症是否存在、严重程度、治疗效果以及是否复发。迄今已发现的各种肿瘤标志物有 100 多种。北京大学临床肿瘤学院万文徽教授在她主编的《肿瘤标志——临床应用与研究》一书中有十分详尽的论述。这里介绍医生们最常用的肿瘤标志物。

（1）甲胎蛋白：医生们简称之为 AFP。正常情况下它是由胚胎肝细胞、胚胎卵黄囊以及胃肠组织分泌的，直至成年，其血清浓度不超过 20 纳克/毫升。若其血清浓度明显升高，如>500 纳克/毫升，则提示可能患有原位肝癌、睾丸肿瘤，此外也见于卵巢癌、胃癌、胰腺癌、大肠癌及肺癌。要提示的是，妇女妊娠时 AFP 也可以较高。

（2）癌胚抗原：医生们常称之为 CEA。这是一种糖蛋白，由胚胎胃肠上皮分泌，但恶性组织也可分泌 CEA。正常人的 CEA 血清浓度应低于 2.5 纳克/毫升。若为 2.5~5.0 纳克/毫升可疑患有某种癌症。高于 10 纳克/毫升则属高度怀疑，多见于大肠癌以及胰腺、胃、肺、乳腺、甲状腺和卵巢等处癌症。

（3）糖抗原 19-9：医生常简称之为 CA19-9。它是一种单涎酸神经节苷脂。正常人血清 CA19-9 的浓度不超过 35 单位/毫升。此值升高多见于胰腺癌、肺癌、胃癌、大肠癌，但有些疾病，如胰腺炎、肝硬化、急性胆囊炎也可以升高，但很少超过 100 单位/毫升。

（4）癌抗原 72-4：医生常简称 CA72-4，是一种类黏蛋白分子，正常人几乎检测不到。检测阳性多见于直肠癌、非小细胞肺癌和胃癌。它尤其常用于监测肺癌进程和治疗效果。

（5）前列腺特异性抗原：医生们常简称之为 PSA。这是一种蛋白水解酶，由前列腺腺泡及导管上皮产生。在血液中有两种存在形式，即游离型 PSA（f-PSA）和结合型 PSA（t-PSA）。PSA 升高多见于前列腺癌、前列腺增生、前列腺炎等，尤其多见于前列腺癌，患者的阳性率可高达 63%。尤其当 f-PSA/t-PSA 比值<10% 时，提示有前列腺癌的存在。

（6）人绒毛膜促性腺激素：医生们常简称之为 HCG。正常情况下它是一种胎盘激素，属糖蛋白，用于诊断是否怀孕，但绒毛膜上皮细胞癌以及睾丸癌其都可以升高。此外它也可见于胆囊癌、子宫颈癌以及卵巢癌等。

（7）神经元特异性烯醇化酶：医生常简称之为 NSE。这是由神经细胞所分泌的一种糖水解酶，多见于小细胞肺癌以及神经细胞瘤的患者，此外也可见于神经母细胞瘤患者。通常 NSE 的血清浓度不超过 12.5 纳克/毫升。恶性疾病患者的 NSE 浓度可以高达 20 纳克/毫升。

（8）β₂-微球蛋白：医生们常简称之为 β_2-MG。它可以在血清、尿、脑脊液、唾液中检测到。正常人血清 β_2-MG 的浓度为 1.6 毫克/升，尿中 β_2-MG 浓度为 0.02 ~ 0.3 毫克/升。β_2-MG 浓度升高可见于白血病、骨髓瘤、淋巴瘤。

（9）铁蛋白：顾名思义，这是一种与铁结合的蛋白质。正常血清浓度在 20 ~ 300 纳克/毫升。淋巴瘤、肝癌、白血病、大肠癌、乳腺癌、胰腺癌、肺癌等患者的血清铁蛋白浓度均可以升高。

最后，必须说明的是，肿瘤标志物虽可提供肿瘤诊断的重要线索，但绝不能只依据某项肿瘤标志物的改变而作出"绝对的"诊断。因为影响肿瘤标志物的因素很多，还可能有个体差异。目前仍只能将它作为一种辅助诊断。

71 化学药物是怎样杀伤癌细胞的？

用化学药物来杀伤癌细胞或摧毁癌组织，从而治疗癌症的方法称为肿瘤的化学治疗，通常医生们简称之为"化疗"。用于治疗癌症的化学药物很多，其作用机制不全一样。这里，我们不按传统分类方法，而依对癌细胞的生物学作用，将它们分类简述其作用机制。

（1）破坏癌细胞结构的物质：主要抑制或破坏癌细胞有丝分裂纺锤体、细胞骨架，从而使得癌细胞不能分裂增殖。这类抗癌药物常用的有秋水仙碱、鬼臼毒素、长春花碱等。

（2）干扰或破坏癌细胞 DNA 合成的物质：这类物质可以阻断 DNA 合成，或者嵌入癌细胞基因组的 DNA 中，或干脆使之断裂，使癌细胞不能复制与分裂。常用的这类药物有烷化剂，如氮芥、马利兰、环磷酰胺、塞替派等。

（3）干扰癌细胞代谢类物质：其中包括干扰 DNA、RNA、叶酸的合成以及抑制癌细胞中的重要酶类，如二氢叶酸还原酶等。这类药物中，常用的有 5-氟尿嘧啶、阿糖胞苷、甲氨蝶呤、6-巯基嘌呤等。

（4）促进癌细胞分化药物：主要是促使癌细胞成熟，使之恶性降低。常用的药物有维甲酸、丁酸钠、维生素 D 以及 N-甲基甲醛等。

（5）诱导癌细胞凋亡的药物：这是一类含可以启动癌细胞自发死亡程序因子的药物。其中包括肿瘤坏死因子（TNF）、转化生长因子（TGF-β）、某些神经递质，如谷氨酸、多巴胺以及诸如氧化砷这类的细胞毒性物质。

（6）作用于细胞表面的物质：主要是运用某些激素受体的拮抗剂，阻断癌细胞对激素的生长依赖性，如用他莫昔芬阻断雌激素促乳腺癌细胞生长与增殖的作用。又如氯苯二氯乙烷（商品名为米托坦）可以用于治疗肾上腺皮质瘤，其机制是该药物是一种肾上腺皮质激素的抑制剂。

（7）细胞周期抑制剂：这类药物主要通过抑制细胞 DNA 合成，或是抑制细胞分裂，不让细胞周期运行下去而起抑制作用。顺铂、卡铂、紫杉醇、长春瑞宾等属于这类药物。

（8）其他类物质：包括对其作用机制还不太明确的药物，如从中草药中提出的某些细胞毒性物质。

放射治疗是怎样杀伤癌细胞的？

　　放射治疗简称放疗，人们口头语则称之为"烤电"或"照光"。实际上它指的是医生们利用各种放射线，其中主要包括 X 射线、γ 射线或其他各种粒子射线以及它们所具有的高能放射性来杀伤癌细胞的一种物理化学性治疗方法。其原理是射线可以立即灼伤或摧毁癌细胞的结构及其成分，或是破坏癌细胞的遗传和分裂物质 DNA，使其断裂或结构紊乱，让它们不再能复制与修复。这样癌细胞便不能分裂与繁殖，并最终死亡与消失。此外，放射也可使细胞溶质中产生水解反应产物，也可间接引起癌细胞损伤，若损伤得不到修复，癌细胞也会死亡。

 什么是癌症的基因治疗？

　　人类的许多遗传性疾病是由于关键性基因的缺失、突变或过度表达，从而导致正常功能失常或丧失引起的。因此若将具有正常功能的基因插入宿主细胞的基因组中，或者抑制某些基因的过分表达，则可以纠正患者因基因异常而导致的疾病。癌症的基因治疗大多从以下几个方面着手。

　　（1）导入抑癌基因：前面我们已经讲过，癌症的形成涉及癌基因的激活与抑癌基因的失活，因此导入可以抑制癌细胞增殖的抑癌基因（附表 2），如 p53、Rb、APC、DCC、MTS、BRCA1、BRCA2、Smad2、Smad4、WTI、VHL、MTS、nm23 等。现已证明人类 50%～70% 的恶性肿瘤多与 p53 失活或丢失有关。因此，将正常的（或称为野生型的）p53 基因导入至癌细胞，不但可以抑制癌细胞的生长，并且还可诱导它们凋亡。

另一种与导入抑癌基因相似的方法是导入癌基因的 mRNA 反义序列，这样也可以遏止或降低癌基因的表达与癌蛋白的产生，从而降低癌细胞的恶性。

（2）导入自杀基因：所谓自杀基因是指某些药物敏感基因。若将它们导入癌细胞，则癌细胞可以产生某些酶类，这些酶会使得原来对癌细胞无毒性化疗前体药物转化成细胞毒性药物，从而导致癌细胞的死亡。迄今科学家已找到不少这种"自杀基因"，例如胸苷激酶基因（HSV-tk）、胞嘧啶脱氨酶基因（CD）、DeoD、细胞色素 P450 基因、黄嘌呤-鸟嘌呤核糖转移酶基因（XGPRT）等。例如，用原本对细胞无毒性的丙氧鸟苷处理已导入 HSV-tk 基因的癌细胞，则可杀伤癌细胞，而对正常细胞无伤害。此外，科学家们发现，运用自杀基因还可收到一种所谓"旁观者效应"，意思是甘昔洛韦（即丙氧鸟苷）不但可以杀伤已转导有自杀基因的癌细胞，而且还可杀伤未转导自杀基因的相邻近的癌细胞。

（3）导入细胞因子、干扰素基因：已知许多细胞因子具有抗肿瘤活性，如 IL-2、TNF、干扰素等，若将它们导入免疫细胞，则它们能分泌更多的 IL-2 或是 TNF，从而可以更有力地杀伤癌细胞。

（4）导入增加癌细胞免疫源性基因：例如导入主要组织相容性复合物（MHC）基因，使得免疫效应细胞如 LAK 细胞、TIL 细胞、CTL 细胞、NK 细胞、巨噬细胞等能识别出癌细胞，从而可特异地将它们杀灭。

（5）导入血管生成抑制因子的基因：使得肿瘤不能形成它自己

的血液供应系统，断绝它们的营养和氧气供应，从而导致癌细胞的死亡。目前所知这类因子有肿瘤抑素、内皮抑素，或是血管内皮生长因子（VEGF）、β-成纤维细胞生长因子（β-FGF）的反义序列等。

这里，我们要申明的是，上述这些基因治疗多数还只是实验室的研究，或是动物实验。要将它们用于临床还有许多难题需要克服，如如何有效地和专一性地将它们导入人体内的癌细胞或是免疫细胞，或是血管内皮细胞，导入后它们能否有适当的功能（科学家们称之为表达），甚至它们在人体内是否会产生不良的副作用，甚至反而导致癌细胞产生等等。相信这些问题会随着研究的深入被解决。

74 什么是细胞治疗？

细胞治疗是指将正常的体细胞、干细胞或由其分化产生的功能细胞植入机体，或机体的病变部位，代偿因病变、死亡、丢失而丧失的细胞功能，从而恢复或部分恢复组织功能。从理论上讲，凡是由于细胞或组织功能缺陷、丢失、损伤、死亡而导致的疾病均可通过细胞治疗途径治愈，或部分治愈。

细胞治疗可以采用自体的细胞，也可以用异体的细胞，甚至异种的细胞；可以直接用未予特殊处理的细胞，也可用经基因工程的方法对细胞的基因或基因组加以修饰或改造的细胞。但细胞治疗不包括直接应用细胞因子，如各种生长因子、激素、抗体等来治疗疾病。细胞治疗的前提是应有足够数量的细胞，这些细胞移植至机体后不但可以存活下来，而且可以发挥功能。它不会产生对机体的免疫排斥，即所谓的"移植物抗宿主病"（GVHD），或是产生宿主抗移植物病（HVGD）。更重要的是，它们仍受机体控制而不会无限制地增殖，从而产生肿瘤。

最早运用细胞治疗并证明其有效的是 20 世纪 70 年代的美国人托马斯（Thomas E D）。他用骨髓移植方法治疗白血病、再生障碍性贫血和某些遗传性疾病，因此荣获 1990 年生理学/医学诺贝尔奖。

如今已有更多的动物实验、临床应用证明，细胞治疗对血友病、癌症、心肌梗死、神经退行性疾病、脊髓损伤、糖尿病、烧伤、角膜损伤、消化道瘘管、肾衰竭、艾滋病都有一定的疗效，甚至可以治愈。此外，它还可用于美容。

75　什么是诱导多能干细胞？

我们在前面讲过什么是干细胞。那是指一类可以不断自我更新，除了产生与自身一样的、可以不断增殖的细胞之外，它们还产生可以继续分化成熟的细胞。通常干细胞或是从胚胎中分离、培养而获得，称为胚胎干细胞（ES 细胞）；或是从人体某些组织中分离、收集而得到，称为成体干细胞。从胚胎中获得会遇到伦理问题，从人体组织中分离数量也很少。因此科学家们想办法"人造"一个多能干细胞。最早是日本学者山中伸弥，他将 4 个基因（Myc、Oct3/4、Sox2 和 Klf4）导入一个普通的体细胞（即除生殖细胞之外的细胞），即皮肤成纤维细胞。结果证明这种带有外源导入基因的细胞具有胚胎干细胞的性质。这种"人造"的胚胎干细胞便被称为诱导的多能干细胞，因其英文是 induced pluripotent stem cell，所以科学家们简称它为 iPS 细胞。

上面说过，iPS 细胞具有 ES 细胞一样的特性，一方面可以自我更新，不断增殖，永不会"枯竭"，所以又称之为产生干细胞的"源头细胞"；另一方面又可不断分化，趋向成熟，最终产生具有各种特殊功能的细胞，如神经细胞、β-胰岛细胞、心肌细胞、骨与软骨细胞。因此也就可以用于治疗神经退行性疾病，如帕金森病、老年性痴呆、脊髓损伤、糖尿病等等。又由于 iPS 细胞可产生血液系统各种细胞，其中包括免疫细胞，因此 iPS 细胞在癌症治疗中也会有很大的"作为"。有报道称，科学家已用 iPS 细胞培育出具有功能的人类肝脏，这就意味着用它可以进行肝移植，治疗因肝癌而切除肝脏的患者，从而挽救病人的生命。

然而，尽管 iPS 细胞作为细胞治疗的一种源头细胞，但真正用于临床尚有许多实际问题需要逐一解决，诸如 iPS 细胞在体内是否会不受机体的影响而能长期存活，有无合适的恰到好处的功能，对具体的一种疾病或是一个具体的病人究竟该用多少细胞，用 iPS 细胞或是用正处于不同分化阶段的细胞，或是完全成熟的细胞等。还有一个更要关注的问题是，iPS 细胞在体内是否"不听使唤"，甚至形成肿瘤。只有待到这些问题逐步明朗与解决，iPS 细胞才真正有了"英雄用武之地"。

76 什么是癌症的细胞治疗？

癌症的细胞治疗是多方面的。首先，血液系统的恶性肿瘤，例如白血病，即俗称的"血癌"，可以直接用骨髓干细胞移植治愈，因为移植至患者体内的干细胞一方面可以重建正常的造血系统，产生正常的红系与白系细胞，同时还可以产生具有免疫功能的细胞，防止肿瘤的产生与复发。其次，骨髓移植也常用于其他癌症患者。因化学药物治疗或放射治疗可以造成骨髓损伤，输入干细胞能恢复患者的造血功能。

近些年来医生们常利用输注具有杀伤癌细胞能力的免疫细胞来治疗肿瘤，并取得良好的结果。常用的细胞有：①自然杀伤细胞（简称为 NK 细胞）：它属于人体淋巴细胞，可以杀伤某些类型的癌细胞，尤其是经过某些细胞因子，如白细胞介素-2（IL-2）、干扰素（IFN）、肿瘤坏死因子（TNF）处理之后，则它们的杀伤能力可以提高，特别是用 IL-2 处理后的 NK 细胞（称之为淋巴因子激活的杀伤细胞，简称 LAK 细胞），可以杀灭血液循环中的癌细胞，从而抑制癌的转移。据报道，LAK 细胞或 NK 细胞对于肾癌、黑色素瘤、大肠癌以及淋巴瘤等都有一定的疗效。②巨噬细胞：这是一类结缔组织细胞，它们可以如阿米巴原虫那样，游走于组织和细胞之间。另外，它们还含有丰富的溶酶体，当它们与癌细胞接触时，一方面可以吞噬癌细胞，然后将它们分解、消化掉。另一方面，它们还可分泌一种称为肿瘤坏死因子（TNF）或一氧化氮（NO）的物质，将癌细胞杀伤。还有证据表明，若用白细胞介素-2（IL-2）、干扰素、集落刺激因子（CSF）预先处理巨噬细胞，将它们"激活"，它们的杀伤作用会更加强大。③杀伤性 T 细胞（K 细胞）、细胞毒性 T 细胞及肿瘤浸润淋巴细胞：杀伤性 T 细胞主要依靠分泌细胞因子杀伤癌细胞。细胞毒性 T 细胞简称 CTL 细胞，当它与癌细胞接触时，可释放出一种称为穿孔素的物质，它可致癌细胞破裂而死亡。此外，CTL 细胞还分泌另一种淋巴毒素，可使癌细胞 DNA 断裂，以致整个癌细胞核的崩溃。癌细胞的这种死亡称为"细胞凋亡"或"程序性细胞死亡"。除此之外，CTL 细胞还可以分泌干扰素，可以进一步增强 CTL 细胞的杀伤活性。

与 CTL 细胞相似的另一种细胞为 TIL 细胞，即肿瘤浸润性淋巴细胞。但 TIL 细胞只对自体癌细胞有杀伤活性。因此医生们多将癌症患者病灶周围的淋巴细胞取出，在体外培养、扩增，同时用 IL-2 处理，再输回病人体内。据认为，经活化的 TIL 细胞的抗癌能力比 LAK 细胞增强许多倍。④树突状细胞：简称 DC 细胞，这是一种特异性的抗原呈递细胞。它可促进 T 细胞活化，从而起到杀伤肿瘤细胞的作用。DC 细胞通常从患者静脉血中分离，然后经细胞因子，如 IL-4、TNF 或是粒细胞巨噬细胞集落刺激因子（GM-CSF）刺激后活化与扩增，再输回患者体内。另外，由于从脐带血分离的树突状细胞具有较强的分化与增殖能力，所以有的医生更愿意从脐带血中获取树突细胞，用来治疗癌症患者。

77　中医怎样治疗肿瘤？

祖国医学对癌症的认识可以追溯到 2000 多年前，被发掘出来的殷周时代的甲骨文中便有"瘤"的记载。诚然，那时人们对肿瘤的认识比较模糊，肿大的块状物均被称为瘤。或许还包括现今看来是"结石"、"脓肿"之类的其他非癌症的疾病。后来认识到其中有一类肿瘤瘤体很硬，宛如坚石，因此称之为"喦"。喦即岩，如今冠以"疒"，即成为"癌"了。

中医认为癌的形成不外乎内因与外因两种因素，我们或许可以将它们转化为遗传因素与环境因素，或者更扩大一点理解为体内因素与体外因素。体内因素主要是正气虚弱或是运转失常，体外因素主要是邪毒入侵。正是因为上述原因，中医对癌症的主要治则是扶正与祛邪。扶正主要包括益气养阴、温肾助阳、健脾化湿、养阴生津等。祛邪主要包括活血化瘀、理气散结、化痰软坚以及清热解毒等。一般说来，癌症早期以祛邪为主，辅以扶正；在癌症晚期，则以扶正为主，辅以祛邪。事实上中药中也有许多类似肿瘤化学药物那样的抗癌物质，也有不少可以激发机体以免疫为主的抗癌的机制。喜树碱、秋水仙碱、天花粉等成分被证明对某些癌症有较好的疗效，某些含多糖类的物质有增加免疫力的功效。此外，众多的临床实践表明，中西医配合治疗可以收到比单独使用一种方法更好的疗效，不但治愈率可以更高、延长病人寿命、减少病人的痛苦，而且对病人的身心康复也有极大的好处。哲人毛泽东说过："中国医药学是一个伟大的宝库，应当努力发掘，加以提高"。相信在这伟大的宝库中，如同从青蒿中提取出青蒿素、青蒿脂的特异性抗疟药物一样，不乏能提取出特效的抗癌药物的药材。

 78 什么是癌症的个体化治疗？

近些年来，"个体化治疗"成为医生们和患者们议论的热点。但早在1500年前中医经典著作《黄帝内经》中便已提出治病要"因人制宜"，这可以认为是当今"个体化治疗"的先声。当然，在分子遗传学，尤其是各种"组学"迅速发展的今天，个体化医学具有更深层次的内涵，即当今的个体化治疗的最主要内容是依据具体患者的基因组学、蛋白质组学、药物代谢组学和药物遗传学等的表现特征，选用最适当的治疗方案来治疗疾病。对于癌症患者就是选用最佳、最有效的抗癌药物来治疗特定病人的特定肿瘤。迄今在乳腺癌的治疗中，最能体现出个体化治疗的优越性。以往只从细胞水平对乳腺癌进行分型，其治疗效果往往不尽如人意。随着分子生物学和分子遗传学的进展，现在医生们不但知道乳腺癌有雌激素受体阳性/阴性的肿瘤，有乳腺癌基因 BRCA1 或 BRCA2 表达与不表达者，而且还可以根据上述情况分成 10 个亚型，它们对各种药物的反应是不全一样的，因此就有可能制定出更特异化的治疗方案。又如根据基因表达谱分析，弥漫性大细胞性淋巴瘤也可以分为两个不同的亚型，这在组织学水平是不能区分的。以往医生们发现其中一类治疗预后良好，另一类预后很差，这使得医生们感到迷惑。现在可以得到正确的解释与正确的治疗。例如，虽然同样接受联合化疗，若 Bcl-2 蛋白的水平在 2 年内无进展，生存率为 50%，而不表达 Bcl-2 蛋白的患者，2 年无进展生存率为 82%。若采用联合治疗，并结合一种称为 rituxmab 的单克隆抗体治疗，则表达 Bcl-2 蛋白的患者 2 年无进展生存率为 88%，而不表达 Bcl-2 蛋白的患者 2 年无进展生存率较低。总之，不同肿瘤，或是同一肿瘤的不同亚型，它们的基因改变是不全一样的。因此医生们必须针对特定的"靶标"施治，这样才能"有的放矢"，取得最好的疗效。

79 个人怎样预防癌症？

　　无疑，全面预防癌症需要全人类、全社会的共同协作努力，例如大气污染、水污染、土壤污染的治理，拒绝有致癌作用的物品的生产与流通，停止从事有害的职业劳作，或者采取绝对有效的保护措施等。但是尽管如此，要彻底消除致癌因素，让人类完全摆脱癌症的威胁，看来还很难做到，因为致癌因子是世界的客观存在，有些是与天体同在的，如日光紫外线、地球射线、放射性元素等；有些是与人体同在的，如各种激素，甚至某些营养物质如色氨酸等。更重要的是，人类在生产活动中还不断制造出成千上万新的致癌因子，如某些杀虫剂、除莠剂、人造橡胶与塑料、药物以及食物添加剂等，而对这些物质的致癌检测是极为困难的事。因为一方面是其数量之多，另一方面是费用之巨与耗时之长，这些都将使得人们无能为力。但是，只要我们掌握肿瘤发生的基本知识，还是可以尽量避免与致癌因素的接触，从而避免癌症的发生。下面是一些我们个人可以采取的措施。

（1）拒绝吸烟以及防止被动吸烟与"三手烟"：吸烟可以引起肺癌、食管癌、膀胱癌、喉癌、口腔癌、唇癌，已属"铁证如山"。长期被动吸烟的害处无异于吸烟，这已被夫妇单方吸烟而另一方即使不吸烟癌症发病率也明显较高所证明。近些年来的调查研究表明，所谓的"三手烟"，即吸烟者衣物等所沉积与附着的烟尘微粒，对家人或是处于同一室者也有不可低估的危害。所以，我们不单自己不要吸烟，还要劝家人亲朋好友不要吸烟。

（2）防止肥胖：肥胖与高脂肪、过多糖类膳食有关，而这类饮食与乳腺癌、大肠癌、卵巢癌、胆囊癌、肾癌等发病有关。所以大腹便便、脑满肠肥不只是形象不佳，更重要的是会增加患癌的风险。

（3）不要吃霉变食品，少吃腌制熏烤食品：因为这类食品可能含有致癌物，如亚硝胺、苯并芘等，它们可能引起肝癌、食管癌、鼻咽癌等。而发霉的花生、玉米中所含的黄曲霉及其毒素可引起肝、肾、胃、结肠、乳腺的癌症。

（4）洁身自好，不要"拈花惹草"，不去红灯区：已证明不少癌症属于性传播疾病，如宫颈癌。另外，艾滋病（全名是"获得性免疫缺陷综合征"，英文缩写为 AIDS）虽然本身不属于癌症，但由于它破坏机体的最主要的防御体系——免疫系统，因此患者多伴发卡波西肉瘤（一种多发于皮肤的出血性肉瘤）、淋巴瘤、慢性淋巴细胞性白血病、口咽癌、肝癌和肺癌等。

（5）不要酗酒：虽然乙醇（酒的主要成分）本身不属于致癌物，但它大多不纯，含有多种致癌物质，如黄曲霉毒素（常引起肝癌）、亚硝胺（常引起肝癌、食管癌、膀胱癌等）。最重要的是酗酒常导致酗酒者营养不良，造成对肝脏的损伤，并因此导致肝硬化。而部分肝硬化者最终会导致肝癌的发生。此外，乙醇本身也可刺激细胞的增殖，同时它还是不少致癌物的良好溶剂，这样又使乙醇成为促癌物，促使已遭受致癌物攻击的细胞发生癌变。

（6）适当多吃新鲜蔬菜和水果：吃新鲜蔬菜和水果重要意义是它们富含各种维生素以及膳食纤维，尤其是维生素 C 和维生素 A。它们的"抗癌"作用是多方面的，其中包括它们是抗氧化剂，是自由基清除剂，可以保护细胞不受自由基的损害。此外，维生素 C 还可阻断某些最终致癌物在体内形成，例如，不少熟食，如火腿中多含有硝酸盐，它在人体内可以还原成亚硝酸盐，亚硝酸盐再与胺类物质结合便可形成致癌的亚硝胺。维生素 C 便可竞争性地与亚硝酸根离子结合，从而阻止亚硝胺的形成。所以医生们常劝人们在摄入较多腌制、熏制等熟食后，不妨吃 1~2 片维生素 C，或饭后吃点水果，这样可有助于"防癌"。

（7）认识自己是否属于癌症的"高危人群"：所谓的癌症"高危人群"是指那些患癌风险比普通人群高得多的人群。这些人群应提高警惕，早做预防。

（8）适时体检：尤其"人到中年"或是"高危人群"、"癌家族"不忘经常性地进行医学咨询。

（9）改变某些生活习惯或嗜好：如不要长期咀嚼槟榔，可以避免发生口腔癌。清除包皮垢，保持龟头清洁可以避免阴茎癌等等。喜吃生鱼片者要谨防华支睾吸虫感染，不然易遭致肝癌。

 哪些人属于癌症高危人群？

大致说来包括：

（1）有癌症家族史者：虽然，科学家认为人类癌症的85%以上与环境有关，但有些癌症更具有家族易感性，譬如乳腺癌。当一名女性其母亲或姊妹中有人患乳腺癌，则她乳腺癌的发生率比一般妇女高3倍。另外，如果一位妇女的母亲或外祖母在绝经前曾患有双侧乳腺癌，那么该妇女一生中患癌风险可以高达50%，而且她在50岁时的风险为10%。如果一名妇女的母亲或外祖母绝经后患有单侧乳腺癌，那么该妇女一生的风险低一些，约为16%。除了乳腺癌之外，结肠癌、肺癌也有一定的遗传倾向性。总之，若有下列情况者属于所谓的"高癌家族"：①家族中有3个或3个以上的近亲曾患有一种或多种癌症；②两代中皆有患癌者；③家族中有人的癌症发病年龄比一般人早得多；④家族中有人在身体的多个部位发生癌症（这里不是指癌的扩散或转移所引起的继发肿瘤）。

（2）有"癌前病变"者：所谓癌前病变指的是细胞或组织在形态与结构上有些不太正常。最常见的是呈现非典型的增生，但细胞并未发生恶性改变。要指出的是并非所有癌前病变都会发展成恶性肿瘤，每种癌前病变以及每个个体的癌前病变是否会发展成癌也不完全一致。常见的癌前病变有黏膜白斑（常见于唇、口腔、子宫颈等部位）、慢性溃疡、各种息肉，尤其是家族多发性结肠息肉、胃溃疡和胃炎，还有是萎缩性以及肥厚性胃炎、隐睾、各种良性肿瘤，如乳房纤维瘤等。

（3）特殊物质暴露者：毋庸置疑，重度与长期吸烟者有发生肺癌、食管癌、膀胱癌、口腔癌的风险。此外，如长期与石棉粉尘、砷，某些重金属，如铬、镍、铅以及放射物质或放射线，某些化学物质，如氯乙烯、橡胶、苯、多环烃、二氯甲醚、芳香胺接触，以及长期太阳暴晒都比一般人发生特殊部位的癌症风险要高许多。

（4）某些生物因子的慢性感染性疾病：如慢性肝炎、艾滋病、华支睾吸虫感染（导致原发性胆管细胞癌）、血吸虫病（导致肝癌、结肠癌）。

81 如何警觉癌症的常见早期症状？

一般说来，癌症在早期，或者还处于癌前病变阶段，往往不产生症状，或者症状很轻，人们也因此未予注意，有时即使注意到了也未予以足够的重视，这是不足取的。为了防止癌症的形成与发展，人们必须熟知癌症甚至癌前的症状或体征。不可否认，癌症所产生的症状及体征有时有点"千奇百怪"。然而，从癌症的发生与发展的规律看也不是没有蛛丝马迹可寻。大致说来，癌前病变或癌极早期有如下一些先兆。

（1）身体某个部位出现肿块：我们知道大多数肿瘤是所谓的实体瘤，即由细胞增生所形成的新生物。因为这种新生物多呈占位性块状突起，医生们也常称之为赘生物。只要在我们身体某部位出现这种不应出现的肿块，尤其是它不断增大，即使起初是无痛性的，都要去看医生。

（2）不断增大的疣与黑痣：疣是一类由病毒感染引起的皮肤细胞病变。俗称的千日疮或瘊子为寻常疣。痣并非病毒感染引起，可以是先天性的，也可发生于任何年龄；可以与皮肤相平，也可以高出皮面，还可以长有毛。若细胞中含有较多黑色素则为黑痣。不论是痣还是疣，若它们开始迅速生长，发痒，甚至刺痛以及分泌液体，出血，则必须去皮肤科检查。

（3）"年逾40，经久不愈的咳嗽"：这是我国已故的著名胸外科医生黄家驷教授专门为肺癌早期诊断的大声疾呼。因为肺癌早期，癌细胞的生长已破坏支气管黏膜的完整性，产生强烈的刺激，于是反射性地引起反复干咳，间或痰中带有少量泡沫及少量血丝，甚至咯血。由于这种咳嗽并非由炎症引起，所以抗生素与止咳药不能有效缓解。

（4）持续性消化不良、呃逆、嗳气、上腹部长期疼痛、腹胀，并且服止酸解痉药多不见效者，要警惕胃癌的可能性，尤其是40岁以上的人。

（5）进食时发现有进行性吞咽困难，有哽噎感、胸骨后闷胀，以及食管内有停滞感或异物感，则要警惕食管癌的可能性，尤其是长期或终生生活于食管癌高发区以及"烟酒不分家"的人。

（6）出现单侧鼻塞而且持续不缓解，尤其次日晨起擤鼻时发现涕中带血者，自己要注意一下是否还有听力减退、耳鸣，甚至偏头痛以及颈部肿块。如有这些症状要速去耳鼻科检查，尤其是生活在鼻咽癌高发区，如广东、广西、湖南的人。

（7）不规则的阴道出血，尤其是绝经期后的不规则出血以及性交时出血，这常是子宫颈癌的早期症状。多数子宫颈癌发生在40

岁以上的人群，所以该人群者要特别警惕。

（8）长期肝区隐痛，所谓肝区指的是右肋下部位，由于癌细胞增殖形成癌块，使得肝脏体积增大，紧迫肝包膜，于是产生肝区不适以及隐痛。虽然其他疾病如肝炎、胆囊炎，甚至胃肠疾病也可引起肝区不适，但长期肝区隐痛，尤其患有慢性肝炎者，必须注意定期检查，以及 AFP 的动态观察，必要时要做超声或 CT 等检查。

（9）特殊部位与器官的间断或持续性出血要引起警惕。无痛性尿血要想到泌尿系统的恶性肿瘤，如肾癌、膀胱癌以及输尿管癌等。大便出血若还伴有下腹部不适、隐痛、下坠感，尤其有大便性质与习惯的改变，腹泻与便秘交替，要警惕大肠癌的可能性。乳头血性溢液常是乳腺癌的警报。

（10）头痛，尤其是醒后头痛，并伴有呕吐及视物模糊，在排除其他疾病后要特别考虑脑内占位性病变的可能性。另外，成年后患有"迟发性癫痫"者不少（1/3）由脑内肿瘤引起。

（11）长期诊断不明的低热：低热是指体温一般在 37.4～38℃。口腔温度在 37℃ 以上至 38℃ 左右，持续在一个月以上，称为长期低热。低热可以由许多疾病引起，如结核与其他慢性炎症、寄生虫病、结缔组织疾病、内分泌疾病等。但不少恶性疾病，尤其是血液系统疾病也常有低热。若低热伴有无痛性进行性淋巴结肿大要想到恶性淋巴瘤、白血病的可能性。

（12）诊断不明的体重减轻：体重增加与减轻是常见的现象。若体重较正常标准减少 10% 以上时，则称之为消瘦。一般都能找出其原因，尤其当今肥胖者多，减肥者众。但若体重下降原因不明，要提高警惕，因为癌症会不断消耗一个人的营养。同时患者多伴有食欲不振，于是日渐消瘦，若数月间下降 5 千克（公斤）甚至更多，则多见于大肠癌、胃癌、嗜铬细胞瘤、肺癌、淋巴瘤、胰腺癌、白血病等。

认识自己是否属于高危人群以及癌症的早期信号可以及早采取积极的预防措施，适时地去看医生，以得到及时的诊断和治疗，从而避免癌症的最终发生。

 人类能征服癌症吗？

如果从实验肿瘤学算起，人类对肿瘤的研究大约已有 100 年的历史。一个世纪以来人类对肿瘤的认识不断深化，尤其到了 20 世纪，医生们在儿童白血病等某些癌症的治疗方面取得长足的进步，于是更加雄心勃勃，试图"征服"癌症。早在 1956 年"大跃进"年代，我国就提出了"让高血压低头，让肿瘤让路"的口号。同样，于 1971 年，美国国会通过了《国家癌症条例》，由总统尼克松签署了《抗癌计划》，并发布了《抗癌宣言》，在美国掀起了一场"抗癌大战"，仅联邦政府的拨款就高达 460 亿美元。在科学家们的努力下，人们逐渐趋近癌症的神秘大门。1986 年，病毒肿瘤学家、诺贝尔生理学/医学奖获得者杜尔贝科（Renato Dulbecco）在《科学》上发表了题为"肿瘤研究的转折点：人类基因组测序"的论文，其中指出"如果想更多地了解肿瘤，我们必须从现在起关注细胞的基因组"。该论文即成为"人类基因组计划"（简称 HGP）的起点，同时对肿瘤研究方向具有指导意义。也就是说人们想征服癌症必须对癌细胞基因组的本质改变"了如指掌"，方可从源头上遏止正常细胞的癌变，即使癌细胞业已形成，也可在分子水平靶标上予以"根治"。下面就笔者的认识，认为要彻底征服癌症应着重从下面几方面着手：

（1）癌基因组学研究：所谓癌基因组学是基因组学的一个分支领域，主要任务是研究与癌细胞发生、发展、侵袭以及转移过程的相关基因表达和变化规律以及与环境相互作用的关系。除了要阐明癌症发生的总体规律之外，还要阐明个体间基因表达的差异，以便根据个体遗传学背景设计出个体化治疗方法，取得最好的治疗效果。迄今，通过 DNA 测序已在多种对人类危害最大的肿瘤，包括肺癌、胃癌、大肠癌、胰腺癌、乳腺癌、卵巢癌、神经胶质瘤、黑色素瘤、急性白血病中揭示出有突变的基因，如此可为肿瘤的早期诊断提供依据，更可能为个体化治疗提供药物治疗的准确靶子。例如科学家证明大约一半的黑色素瘤细胞中均发现 BRAF 激酶基因的突变。因此科学家们正努力开发针对 BRAF 基因突变的诊断试剂，同时也正积极研发抑制 BRAF 突变的药物，并且已初步证明一种名为 vemurafenib 的药物对突变的 BRAF 有强烈的抑制作用。科学家和医生们都期待能研发出更多如 vemurafenib 这样的药物，并应用于临床。同样重要的是一种称为 microRNA 的组学分析，它也可以揭示正常细胞与癌细胞的差别，例如曹雪涛院士等通过对正常肝、病毒性肝炎肝脏、肝硬化肝脏和人肝癌的 microRNA 分析，发现 microRNA199 可以显著抑制肝癌细胞的生长。因此有可能为肝癌的治疗带来希望。最近他们又发现一种称为"树突状细胞"的非编码 RNA（Inc-DC）可以促进树突状细胞激活免疫应答能力，或许也可应用于研发抗癌疫苗。

（2）比较蛋白质组学的研究：比较蛋白质组学也称为差异蛋白质组学，以比较健康人与患者个体组织或细胞中蛋白质组的改变及探索这种改变的意义为主要目的。其主要内容为蛋白质的鉴定、蛋白质的修饰，其中包括乙酰化、磷酸化和糖基化、蛋白质功能的确定等。肿瘤比较蛋白质组学的研究可以运用于筛查肿瘤风险人群、早期诊断、跟踪病程发展、治疗效果以及复发检测。

（3）分子靶标的研究：所谓分子靶标研究是指在分子水平上找出特异肿瘤的特异改变，并以此作为药物的靶点，寻找抑制癌基因蛋白质的药物，其中包括特异性单克隆抗体。譬如在慢性髓性白血病（CML）的细胞中常出现费城染色体。这是由于染色体断裂并在两个特殊基因，即 Abl 和 Bcr 处重新连接所致。这两个基因的连接产生了一个杂交基因及其产物，即称为 Bcr-Abl 的嵌合蛋白。因此科学家们以这种蛋白为靶子找到一种称为伊马替尼（imatinib）或格列卫（gleevec）的药物。它们能特异地阻断 Bcr-Abl 蛋白的活性，从而使 CML 的治愈率达80%以上。

又如，有一种称为 CD47 的蛋白质，常见于白血病细胞表面，它可使得癌细胞逃脱人体免疫的攻击。因此只要制备出 CD47 的单克隆抗体，使它与 CD47 结合，这样便可使得癌细胞"彻底暴露"，无法隐藏。于是人体免疫细胞即可直接攻击癌细胞了。

迄今已有许多癌基因靶向药物，或已在临床试用，或已经被批准应用（表3）。

表3　用于临床的癌基因靶向治疗药物

药物名称	癌基因	肿瘤类型
维甲酸（retinoic acid）	PML/RARα	急性早幼粒细胞白血病（APL）
曲妥珠单抗（herceptin）	erbB-α	乳腺癌
西妥昔单抗（erbitux）	erbB	结肠直肠癌
伊马替尼（imatinib）	abl	慢性髓细胞白血病（CML）
	Kir	胃肠基质细胞瘤
	PDGFR	胃肠基质细胞瘤、慢性骨髓单核细胞白血病、嗜酸性粒细胞增多综合征、隆突性皮肤纤维肉瘤
去非替尼（gefitinib）	erbB	肺癌
厄洛替尼（erlotinib）	erbB	肺癌
索拉非尼（sorafenib）	raf	肾癌
维莫拉非尼德（vemurafenid）	BRAF	黑色素瘤

　　然而，尽管人们可以找出针对特异癌症的特异性单克隆抗体、分子靶标药物，但我们知道癌症多呈异质性，有多个基因的突变，因此今后在肿瘤治疗上可运用联合化疗以及抑制肿瘤血管形成的药物。迄今应用血管内皮生长因子（VEGF）的单抗与其他化疗药物联合应用治疗结肠癌等已取得较好疗效。

　　（4）细胞治疗：对血液系统恶性肿瘤的治疗当前已较成熟。细胞治疗用于提高机体免疫功能，更有效杀伤癌细胞还需更深入的研究。

　　因此，我们的最后结语是，对于癌症我们应从分子细胞学的角度更好地了解它的产生、发展的分子基础，从而从它发生的原因着手，预防它的形成。一旦形成则基于基因组学与蛋白质组学研究作出极早期的诊断。一旦确诊则要基于个体化治疗，运用分子靶标药物以及联合化疗予以特异性的治疗或是细胞治疗。

　　乐观的科学家与医生们已窥察到肿瘤防治研究的进展与光明前景，他们预言癌症的治疗在 5 年内可取得突破，那时"癌症将成为可治愈疾病，不再是不治之症了"（据 2013.1.28 英国《每日电讯报》），我们但愿如此。笔者更希望读者了解与掌握更多的肿瘤学基础知识，更好地掌握预防癌症的途径，将癌症拒之以"千里之外"，不让它有发生的丁点机会。愿您体内无癌变细胞，一生无癌！

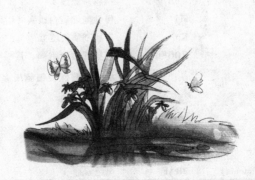

附表 1　常见的人类癌基因

基因名称	肿瘤类型	激活机型
ab1	慢性髓细胞白血病、急性淋巴细胞白血病	易位
akt	乳腺癌、卵巢癌和胰腺癌	扩增
bcl-2	滤泡性 B 细胞淋巴瘤	易位
CCND1	甲状旁腺癌、细胞淋巴瘤	易位
CCND1	鳞状上皮细胞癌、膀胱癌、乳腺癌、食管癌、肝癌、肺癌	扩增
cdk4	黑色素瘤	点突变
erbB	胶质瘤、多种上皮细胞癌	扩增
erbB	肺癌	点突变
erbB-2	乳腺癌、卵巢癌	扩增
gil	成胶质细胞瘤	扩增
kit	胃肠基质细胞瘤	点突变
m-myc	Burkitt 淋巴瘤	易位
m-myc	乳腺癌、肺癌	扩增
L-myc	肺癌	扩增
N-myc	成神经细胞癌、肺癌	扩增
PDGFR	慢性髓细胞单核细胞白血病	易位
PDGFR	胃肠基质细胞瘤	点突变
p13k	乳腺癌	点突变
p13k	卵巢癌、胃癌、肺癌	扩增
PML/RARa	急性早幼粒细胞白血病	易位
B-raf	黑色素瘤、结肠癌	点突变
rasH	甲状腺癌	点突变
rasK	结肠癌、肺癌、胰腺癌、甲状腺癌	点突变
rasN	急性髓性白血病和淋巴细胞白血病、甲状腺癌	点突变
ret	多发性内分泌肿瘤 2A 和 2B 型	点突变
ret	甲状腺癌	DNA 重排
SMO	基底细胞癌	点突变

附表 2 常见的肿瘤抑制基因

基因名称	肿瘤类型
APC	结肠/直肠癌
BRAC1	乳腺和卵巢癌
BRCA2	乳腺癌
JNK4	黑色素瘤、肺癌、脑瘤、白血病、淋巴瘤
NF1	神经纤维肉瘤
NF2	脑膜瘤
p53	脑瘤、乳腺癌、结肠/直肠癌、食管癌、肝癌、肺癌、肉瘤、白血病、淋巴瘤
Rb	成视网膜细胞瘤、肉瘤、膀胱癌、乳腺癌、肺癌
Smad2	结肠/直肠癌
Smad4	结肠/直肠癌、胰腺癌
TβRII	结肠/直肠癌、胃癌
VHL	肾细胞癌
WT1	Wilms 瘤

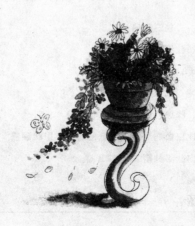